光文社知恵の森文庫

松生恒夫

見た目は腸が決める

光文社

本書は『見た目は腸が決める』（二〇一五年六月
光文社新書）に加筆修正し、文庫化したものです。

はじめに

「見た目」とは、国語辞典によれば、「外部から見たようす」とあります。とすれば、人の「見た目」とは、顔の表情、外から見える皮膚の状態、そして、たとえばお腹《なか》がぽっこり出ているといった体形の状態など、「一瞬にして目に入る印象のこと」と言えるでしょう。

私は、消化器内科医として、毎日のように腸の具合の悪い人を診ていますが、常々感じるのは、患者さんが治療を受けて徐々に快方に向かうに従って、明らかに「見た目」がよくなっていくということです。

つまり、腸が健康になると、それにつれて「見た目」も改善していくのです。腸が元気な人は、顔色もよく、肌に潤いがあってキメも細かく、表情も明るいし、やせ過ぎでも太り過ぎでもありません。また、そんな人は、みなさん年齢よりも若々しい。それは、どういうことかというと、これら「見た目」の要素は、腸の健康状態によって大きく左右されるからなのです。

たとえば、便秘の状態が続くと、肌が荒れたり、吹き出物が出たり、といった経験をお持ちの方も少なくないでしょう。このことからもわかるように、腸の健康状態と「見た目」には密接な関連があるのです。

特に最近は、長く続くコロナ禍の影響で腸の健康を害する人たちが増えています。家にこもりがちで運動不足になったり、孤独感や感染そのものへの不安などからストレスが蓄積し、メンタルの影響を敏感に受けやすい腸に悪影響を及ぼしているのです。まさに「見た目」にとっても危機的状況にあると言ってよいでしょう。

そこで、この本では、美肌とすっきりした体形の維持に不可欠な腸健康法を詳しく解説していきたいと思います。本書を読まれて、腸のトラブルが解消し、さらには「見た目」もキレイになる方が一人でも多く誕生することを願ってやみません。

見た目は腸が決める　目次

Contents

第3章 こうすれば腸と見た目が若返る

第4章

スローエイジングとしての〝菜食主義〟のすすめ

第5章

地中海式和食で腸が喜ぶ、見た目もよくなる

付録

見た目アップに効くレシピ

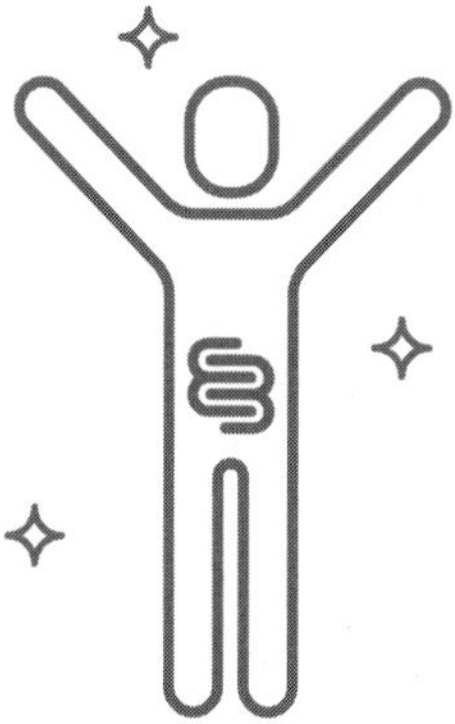

装丁・本文デザイン　アフターグロウ
編集協力　コーエン企画（江渕眞人）

第1章

見た目は腸から

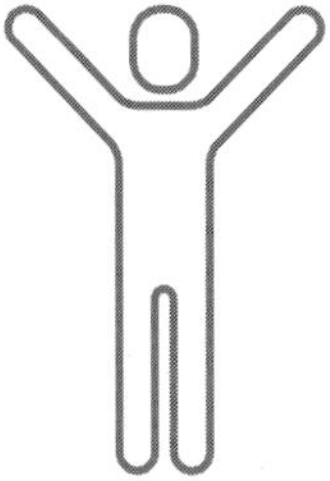

便秘が治って若返った女性の例

私の専門は消化器内科で、自分のクリニックに「便秘外来」を設けています。お子さんから80代以上の方に至るまで、幅広い年齢層の方が来院しますが、排便障害や慢性便秘症などによる苦痛、あるいは緊張のためか、表情が暗く、苦虫をかみつぶしたような顔つきの方が実に多いのです。特に最近は、いつ終わるともしれないコロナ禍のストレスで、表情や顔色の冴えない人が目立つようになりました。

また、実年齢と見た目の年齢が一致せず、歳《とし》より上に見える方が目立ちます。この差は、中高年よりも、若い人の方が大きくなる傾向にあります。「えっ？この人、ほんとに30代？（40代の間違いでは⁉）」と驚くこともしばしばです。

一例をあげると、30代半ばの女性で、慢性便秘症が治らないということで来院した方がいました。ふだんはまったく便意がないとのことで、かなり重症でした。他のクリニックにも通院中で、そこでは漢方療法以外に、通院時に毎回、1万円以上のサプリメントを買わされていたそうです。それでもいっこうによくならず、ますます悪化したというような訴えでした。

さて、この女性の見た目ですが、いかにも苦しそうな疲れ切った表情で、お腹の出っ張りも目立ち、一見して40代の印象でした。

詳しく話を聞いてみると、これまで受けていた漢方療法も取ってつけたようなもので、サプリメントも本当に必要なのかと首を傾《かし》げたくなるようなものでした。

そこで私は、まずこれまで服用してきた薬剤とサプリメントを全部やめ、毎日きちんと朝食を摂《と》ること（多くの便秘患者さんに共通することですが、この方も朝食を抜く食生活を送っていました）、朝食には、あとで詳しく紹介するエキストラバージン・オリーブオイルを用いた「地中海式和食」を摂るよう指導しました。

そして、薬剤としては、酸化マグネシウム製剤、化学合成系の下剤、新レシカルボン坐剤を処方しました。新レシカルボン坐剤は、直腸内に入れると炭酸ガスを発生して直腸を刺激し、便意を促す作用があります。

また、日常生活の注意として、よく歩くこと（運動すれば腸も動きます）、入浴時には半身浴をしてお腹を温めることなど、まずは自宅で簡単にできることを実行するようにすすめました。

効果はまもなく表れました。まず排便力がしだいに改善し、お腹の膨満感《ぼうまんかん》（張り）もなくなってきて、ついには毎日の排便が可能となったのです。

もうひとつの大きな変化といえば、症状がよくなるにつれて、どんどん見た目がよくなってきたことです。表情が明るくなり、お腹の出っ張りもやわらいできて、肌もキレイになり、全身の見た目が明らかに若返ってきたのです。

1〜2カ月ごとの通院でしたが、6カ月目頃には、顔の頑固な吹き出物も減少し、表情やお腹まわりも一変して、初診の時と比較して、10歳以上は若返って見えたのです。

低炭水化物ダイエットで便秘に!?

もう一例、ご紹介しましょう。患者さんは50代の男性です。太めの体形で、慢性の便秘と腹部膨満感に悩んでいました。お腹が張って苦しいためか、この方も険しい表情をして診察室に入ってきました。

話を聞くと、会社の健康診断で、メタボリック・シンドロームと診断され、その解消にと、いま流行の低炭水化物ダイエット（糖質制限ダイエット）を始めたそうです。つまり、穀物などの炭水化物の摂取をやめ、肉類を多くしたのです。

当初は少しずつ体重が減少しましたが、その後に排便障害が出現し、しだいに便秘の症状が強くなり、毎日下剤を服用しないと排便が不可能になりました。

それとともに腹部膨満感が出現し、いったん減少した腹囲がかえって増えてしまったそうです。ちなみに腹部膨満感の正体は、便秘などで腸内に留《とど》まった便が腸管をふさいで、ガスの排出を止めてしまったことにあります。このガスが腸内に溜《た》まり、お腹が張った状態になるのです。当然、腹囲の増加につながります。

この方には、低炭水化物ダイエットをやめ、食物繊維含有量が多く、低エネルギーの食材を中心に摂るように食事指導しました。また、酸化マグネシウム製剤の服用、新レシカルボン坐剤を処方しました。

その後、しだいに症状が軽減するにつれ、前述の30代の女性と同じような変化が表れました。つまり、表情が明るく変化し、お腹まわりも減少して、明らかに見た目も改善し、若々しくなっていったのです。気持ちまで若返ったのか、服装

図1　見た目と腸の関係

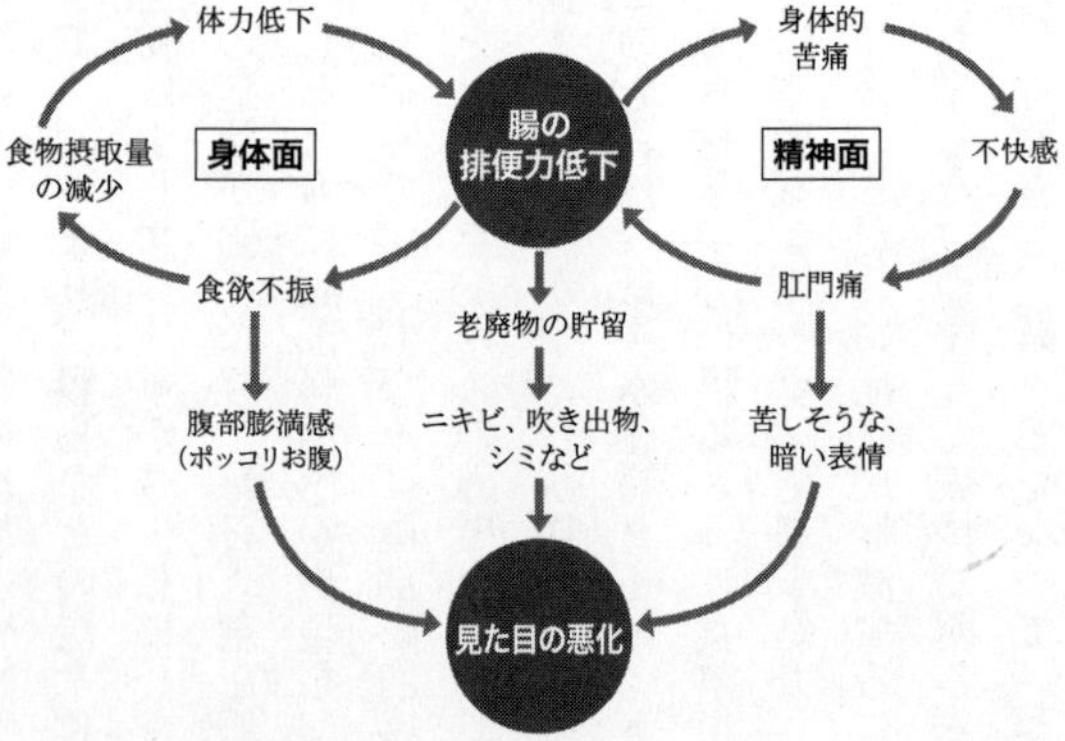

注1）メタボリック・シンドロームの場合は、腹部脂肪を伴った腹部膨満感
注2）顔の皮膚のシミ、乾燥などの存在も老化に関与

もいかにもおじさん然としたファッションから、いま風の垢抜けたものに変わっていきました。

実際に私のクリニックでは、こうした例はめずらしくなく、日常的に経験することなのです。なぜなら、お腹（腸）の状態と見た目は密接にリンクしており、腸の調子が快方に向かえば、それにつれて見た目もいい方向に向かうからです。

われわれ医師は、まず患者さんが来院した時に、それとなく顔の表情を含め、全身を見ることから始めます。この一見することによる見た目の判断で、患者さんの健康状況を推測するのです。その意味では、医師は見た目に敏感であるということが言えるでしょう。

見た目と腸の関係を図式化したのが図1です。これは試案ですが、なるほど、そういうことかと納得していただけるのではないでしょうか。

「腸内フローラ」と腸内環境

見た目はもちろん、健康全般に深く関わっているのがいわゆる「腸内環境」です。曖昧に使われることが多い言葉なので、少し説明しておきましょう。

そもそも腸内環境はどのようにして形成されるのでしょうか。腸内環境の形成に影響する要因としては、次の3つがあげられます。

①食事因子
②腸管機能
③腸内細菌の構成バランス（腸内フローラが因子）

最近話題の腸内フローラですが、これは「腸内細菌叢《そう》」のことで、多種多様な腸内細菌がお花畑（フローラ）のように腸内に棲息しているようすを表しています。

さて、ここで興味深いデータをご紹介しましょう。美容を目的とした腸内環境改善のための腸内ケアを「腸内美活」と名付け、その普及活動を行なっている「腸内美活推進委員会」が、30代、40代の女性500人を対象に「素顔と腸に関する調査」を行なっています。レポートの要点をまとめてみましょう。

▽約7割が素顔に「自信ナシ」（67・4％）と答えている。

▽94・6％が腸に何らかの「悩みアリ」、70・4％が自分の腸内環境は「悪い」と認識している。

▽腸内環境が悪い人、腸内年齢が老化している人ほど肌の自信度も低い傾向がある。

▽女性の約4割は自分の腸内年齢の「老化」（37・0％）を自覚している。

▽30代、40代女性の8割以上が「素顔のきれいさは腸の調子を反映する」（85・0％）と考えている一方、美容のために腸内ケアを行なう〝腸内美活〟派は11・

2％とまだまだ少数。〝腸内美活〟派の66・1％が「発酵乳製品の摂取」で腸内改善ケアを行なっている。

▽〝腸内美活〟の実践者は1割と少数ながら、その8割強（83・3％）が腸内環境の改善効果を実感。さらに、お通じだけでなく、「ダイエット」（46・3％）や「美肌」（37・0％）、「ストレス対策」（37・0％）など、プラスαのうれしい効果も実感中。

▽〝腸内美活〟派の約半数が素顔に「自信アリ」（44・6％）と答えている。

このように、腸の健康と見た目に密接な関連があることは、特に女性のみなさんの多くが日頃から実感している切実な問題であることがわかります。腸の病気の専門家である私の説を裏づけてくれるデータと言ってよいでしょう。

皮膚の状態は生活習慣に左右される

では、腸の健康状態が、どのようにして見た目に影響を与えるのか、そのメカニズムを簡単に述べておくことにしましょう。
ここでは、見た目に大きく関与している皮膚の状態を見ていきます。
医学的に見た皮膚の役割は、次の5つです。

①水分の喪失や透過を予防する。
②さまざまな刺激から体を守る。
③体温を調節する。
④感覚器としての役割（皮膚感覚としての触覚、圧覚、痛覚、温度覚など）。
⑤精神のストレスを伝える。

見方によっては、皮膚は体表面にある人体の中で最大の臓器であり、内臓の鏡とも言われています。つまり、他の臓器の状態を敏感に反映するのです。もちろん、腸の健康状態も例外ではありません。

ここで強調しておきたいのは、特に顔の皮膚の状態は、生活習慣をストレートに反映するという点です。

たとえば、睡眠不足がちの生活を続けていると、本来副交感神経が優位とならなければならない時に、交感神経が優位となり、腸の蠕動《ぜんどう》運動（便を押し出す運動）や消化液の分泌する時間が短縮するため、腸の機能が弱まります。

腸が弱り、蠕動運動が低下して便秘になると腸内フローラの状態が悪化し、善玉菌が減少して悪玉菌が増加します。さらには、体外に老廃物を排出しづらくなり、溜まった老廃物が血流を通して全身にまわり、結果的にシミやシワ、肌荒れなどの皮膚のトラブルをまねくのです。

寝不足で肌が荒れる、という経験は多くの方が持っていると思いますが、ここには腸が深く関わっているのです。

シミ、シワはなぜできる？

見た目の第一印象に影響する、シミ、シワができるメカニズムについても簡単に触れておきましょう。

一般的に、シミ、シワは紫外線の作用が大きく関与していると言われています。

紫外線が、なぜ皮膚のシミやシワを引き起こすのかというと、紫外線には、①活性酸素（フリーラジカル）を発生させる、②DNAを傷つける、③炎症を起こす、④皮膚を乾燥させる、⑤免疫を抑制する、といった作用があるからです。

シミは、紫外線による日光性色素斑、ニキビなどの炎症後に発生する炎症後色素沈着をはじめ、雀卵斑《じゃくらんはん》（そばかす）など、約20種類もあります。この中で最も多いのが紫外線による日光性色素斑です。

ただニキビについては、程度の差はあっても多くの方が関わる問題だと思いますが、これは腸の健康状態と無関係ではありません。ニキビは、排便障害や便秘などで腸内環境が悪化し、老廃物が全身にまわることで発生することが多いのです。

次にシワについても、やはり紫外線の影響で皮膚の真皮にあるコラーゲンからなる膠原《こうげん》繊維やタンパク質からなる弾力繊維が破壊されると、皮膚の張りや弾力が失われて比較的深いシワができます。また、角質層の保湿力が低下し、表皮が乾燥すると、小ジワができます。逆に言えば、角質層の保湿性を保つことができればシワも改善し、見た目もよくなるのです。

以上のように、紫外線が肌の大敵であることは間違いありません。紫外線による老化全般を意味する「光老化《ひかりろうか》」という言葉もあるくらいです。

ただし、紫外線対策はそれほどむずかしいものではありません。たとえば、UVカットのクリームを塗ったり、夏の外出時には日傘を使ったりと、心がけ次第でブロックすることは可能です。

一方、腸の健康がシミと関わっているというのは、意外に思われた方も多いのではないでしょうか。したがって、シミ対策のカギはむしろ、ニキビなどの肌トラブルを回避するためにいかに腸を健康に保つか、の方にあるのです。

「脳腸相関」という考え方

腸の健康を考える上で、ぜひ覚えておいていただきたいことがあります。それは、腸と脳には密接な関係があるということです。

たとえば、腸の機能低下が深刻化した慢性便秘症の患者さん（特に高齢者）は、抑うつ的な表情で来院する方が多いのです。１日中排便状況について考えていると、気が滅入り、抑うつ的な顔つきになってしまうのかもしれません。

うつ状態になると、腸管の運動が低下し、その結果、排便状態が悪化して腸管の機能低下が生じます。まさに便秘→うつ→便秘……という悪循環に陥ってしまうのです。

アメリカ人医師のウィルキンスの研究によれば、慢性便秘症の患者は、身体的悪循環と精神的悪循環の2つが重なり合い、お互いに悪影響を及ぼしていると指摘しています。メンタルの面では、加齢を伴うほど脳血管障害を起こすことがあり、その結果、中枢神経、知覚系が機能低下（ある意味での脳の機能低下）することになります。さらに、うつ状態にもなりやすくなるのです。つまり表情がくもり、ある意味で見た目が悪くなってしまうとも言えるでしょう。

また最近、ストレスが及ぼすいろいろな影響のひとつとして、「脳腸相関」という考え方が広く知られるようになってきました。

脳腸相関というのは、ストレス―脳―消化管の機能的関連を示す言葉で、「ストレスによって生じる消化器症状や、消化器症状によって情動が影響される現象」（東北大学脳科学センターの福土審教授）と定義されています。実際に、うつ病の薬の多用で腸の状態が悪化（便秘）することからも、脳と消化管の相関はあると考えられるのです。また、腸の状態がよくなるとうつが改善することがあります。

この考え方によれば、脳が消化管を支配するばかりではなく、消化管から発生した信号が脳の働きを左右するわけですから、その信号が顔の表情となって表れることが想定されます。つまり、見た目にも関わってくるのです。

いつも明るい表情の方が、見た目も若く見られるものです。脳と腸の機能は相関していることから考えても、腸の機能をよくして脳への負担を減らすことで、表情が改善されれば、見た目もよくなるというものです。

食欲を抑えるホルモン

最近、ホルモンの研究からも、腸の状態が見た目に影響することがわかってきました。そこで注目されているのが、インクレチンというホルモンです。これは腸に分布している消化ホルモンの一種で、その研究から肥満と腸の関係があらためて浮き彫りにされました。

食事をすると、腸は食べ物が流入してきたことを感知して、ホルモンを分泌します。このホルモンのひとつがインクレチンです。インクレチンは、食べ物が消化管（主に小腸）を通過すると、その刺激が引き金となって放出され、さまざまな臓器に指令を出すのです。

インクレチンには、GIP（gastric inhibitory polypeptide または glucose-dependent insulinotropic polypeptide の略）とGLP‐1（glucagon-like peptide-1 の略）の2種類が存在し、通常、GIP分泌細胞（K細胞）は上部小腸（十二指腸、空腸）に、GLP‐1分泌細胞（L細胞）は下部小腸（空腸、回腸）に多く分布するとされています。

たとえば、インクレチンは膵臓《すいぞう》に作用してインスリンの分泌を促進するよう指令を出したり、ほかにも、脳に作用して食欲を抑制させる、胃に作用して食べ物が腸に送られる速度を抑える（蠕動運動を抑制）、といった重要な働きがあることが判明しています。つまり、インクレチンはダイエットに関わる重要なホルモンなのです。

２０１０年、インクレチンのひとつであるＧＬＰ－１の類似物質が注射薬として開発されました。さらに、ＤＰＰ－４という酵素の働きをブロックしてＧＬＰ－１の作用を高める経口錠剤が作られ、大ヒットしました。

肥満治療のひとつである減量手術（消化管の一部をバイパスする手術。空腸の途中で腸を切り離して直接胃につなげる）をすると、バイパスした分だけ栄養分の吸収面積が減少し、肥満解消につながるわけですが、この減量手術で同時にインクレチンの分泌もよくなり、インスリンの分泌も増加することがわかりました。

結果的に、食事内容物の腸への反応が変化して、腸のホルモンやインスリンの分泌、高血糖などが改善しました。さらには、肥満、特にお腹まわりが改善することも認められるようになってきたのです。

つまり、過食を控えれば、単にエネルギー摂取量が減るだけでなく、腸へのストレスが減少し、それがインクレチンの分泌促進にもつながって、結果的には前述のような作用によって、肥満になりにくくなることが示唆《しさ》されます。ホルモンのレベルで見ても、過食の制限で肥満への道が回避できるというわけです。

また最近、水溶性食物繊維を材料とした、腸内細菌の働きを活用して血糖値を下げる糖尿病新薬がアメリカで開発され話題になりました。

この糖尿病新薬で活用されている水溶性食物繊維は、大麦などに多く含まれるβ－グルカンと玉ねぎやごぼうに豊富なイヌリンなどです。

重要なのは、水溶性食物繊維が腸内細菌によって分解される過程で発生する短鎖脂肪酸です。短鎖脂肪酸が腸内で産生されると、腸からインクレチンが分泌され、このインクレチンが膵臓のβ細胞を刺激して、血糖コントロールに必要なインスリンの分泌を促すのです。

つまり、食物繊維の力で腸のインクレチン・スイッチを入れて、血糖値上昇を抑制すれば、肥満の抑制にもつながり、体の見た目もよくなると考えられるのです。

とにかく重要なのは、過食による腸への負担を軽減させること。そうすれば二重の意味で、肥満をブロックし、見た目のよさにもつながります。

また、60年以上前に発売されいまも世界で最も使われている糖尿病薬メトホルミンが、腸にもよい効果を及ぼしていたことが神戸大学の研究により明らかになりました。

メトホルミンの投与によって腸内環境が改善されて糖を便としてどんどん排泄させることが可能になり、血糖値を改善していたことが推測されたのです。

このように腸内環境がよくなれば、糖尿病のリスクも軽減し、ひいては肥満解消、見た目のよさに結びつくことがさまざまな研究からわかってきたのです。

いつまでも若く見られたい

現代は「見た目」に大きな価値を認める時代です。

大手広告代理店である博報堂が、「新しい大人文化研究所」による２０１２年のレポートをもとに、「いまの40～60代は〝見た目〟が大事」という見出しを掲げ、「年を重ねることを『加齢』と捉えない、エイジレスな感覚を持った新しい40～60代が登場しています」と報告しています。

それによると、「自分が言われて最も嬉しい言葉」は「若々しい（42・４％）」「センスがよい（37・２％）」。これに「自然体だ（30・４％）」が続き、これまでこの年代に対する褒め言葉として一般的だった「成熟した（８・１％）」を大きく上まわる結果となっています。

一方「言われて不愉快な言葉」としては「頑固だ」が42・5％と圧倒的な1位で、男女ともに年齢を重ねるほど高い数値となっています。続く第2位は「組織で動く（15・8％）」で、物事への柔軟な対応や個性を重視する新しい大人世代が出現していることがわかりました。もはや、〝頑固親父〟という言葉も死語になりつつある時代となっているようです。

また、「何歳になっても若々しい見た目でありたい」が40～60代の全体で72・6％。60代でもなんと70・6％の人がそう答えています。いまや、中高年は、成熟よりも見た目に価値を置いていることがはっきり数字に表れています。

この博報堂のレポートが発表されてから10年以上が経過しますが、こうした見た目重視の傾向は、その後も衰えるどころかますます強まってきているように思えます。

現代は、誰もが見た目を重視し、1歳でも若く見られたい時代です。そして、見た目を決める皮膚と体形の状態に深く関わっているのが、実は腸の健康状態であることをまず覚えておいてください。

腸にとってよくない食事や生活習慣を続けていては、「何歳になっても若々しい見た目でありたい」という切実な願いが叶うことはないのです。

第2章

「見た目」と「腸」と「老化」の科学

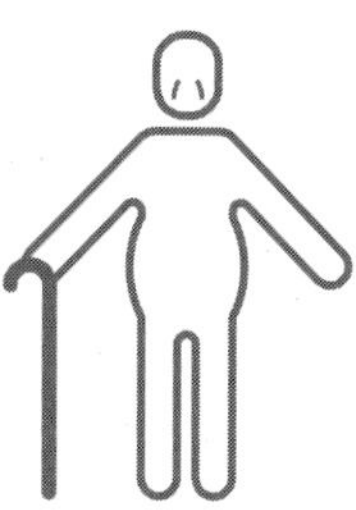

加齢で腸の弾力性が低下

この章では、見た目に大きく影響する「老化」について、腸との関連で述べてみたいと思います。

前章で触れたように、「いつまでも若く」というのは人間の根源的欲求です。しかし、誰もがいずれは老いを経験することになります。「抗加齢（アンチエイジング）」という考え方が出てきて久しいですが、もちろん老化を避けることは不可能です。

現実的には、その流れをゆっくりにすることは可能になっています。その意味で、「アンチエイジング」より「スローエイジング（老化をゆるやかにする）」という表現の方がより適切かもしれません。

私のクリニックで、毎日新しく来院する患者さんの顔の皮膚と年齢を比較してみると、50歳を超えたあたりから、同じ年齢でも皮膚の状態に明らかに差が生じているのを感じます。肌の老化がゆっくりな人と、逆に加速度的に進行している人がいて、その差は決して小さくありません。

図２　加齢とともに腸の機能は衰える

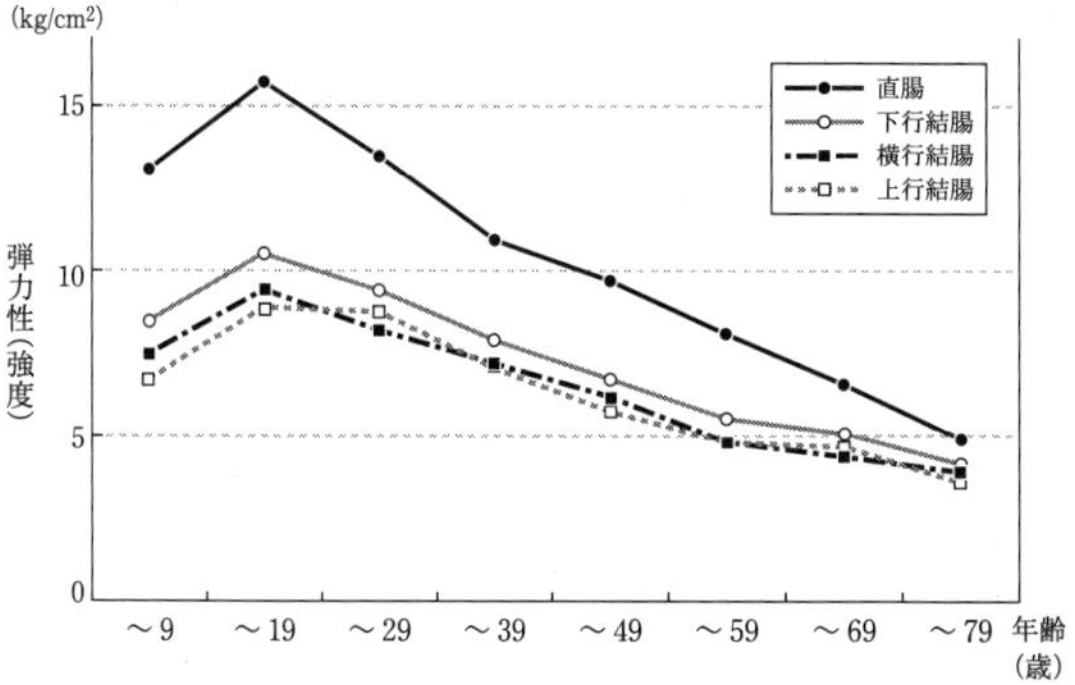

注）直腸、下行結腸、横行結腸、上行結腸に負荷をかけ、弾力性（強度）を調べた結果をまとめたもの

出典：「ヒト腸管壁各部分の強さの年齢比較」（Hosoda S.et al：Age-related changes in the gastro Intestinal tract. *Nutrition Review* 50. 1992）より

当然ながら、腸の機能も加齢による影響は免れません。便秘外来にやってくる高齢の患者さんには、若い時は毎日のように排便がスムーズにあったのに、年とともに排便がうまくいかなくなり、排便する力が落ちてきたとおっしゃる方が非常に多いのです。

老年期に入ると、男女とも排便障害を訴えて来院する人が増加します。男性の場合、女性と比較して若い頃は下痢に悩む人が多いのですが、定年退職する頃から、便秘を訴える人が増えてきます（一方で、80歳を過ぎても、排便に関して特に問題を抱えない人もいますが、こうした人たちはみなさん、元気で若々しいのが特徴です)。

腸の老化は数字にもはっきり表れています。腸管壁の弾力性(強度)は10代において最も高く、その後加齢とともに低くなり、75歳の時点では20歳時の約30%まで低下するというのです(図2)。

腸管壁の弾力性が低下すれば、当然排便力も低下してしまいます。その影響は見た目にも及ぶのです。

老化・加齢についての仮説

ここで、あらためて医学的な観点から、老化・加齢についての考え方を整理してみたいと思います。

老化は、一般的には生理的現象とみなされていますが、病理的現象が必ず伴っているので、ある意味で病気とも考えられるのです。だからこそ、アンチエイジング(抗加齢)医学が出現してきたのです。

老化には、次の４つの特徴があげられます。

①老年期に普遍的に認められる。

②本質的には体内における変化で、外的要因には左右されない。ただし、カロリー制限などにより、変化を調節できる可能性がある。

③発生、発達、成熟に続く、進行性で元に戻らない変化である。ただし、カロリー制限などにより、進行に影響を与える可能性がある。

④健康に有害な作用を示す点で、生理的な現象である発生、発達、成熟と大きく異なる。

これら４つの特徴は、腸の老化の特徴にもある程度当てはまるのではないかと考えられています。

次に、これまで唱えられてきた主要な老化の原因についての学説を紹介します。

①消耗説

放射線、活性酸素などにより、体内の細胞が変異して体と細胞が消耗する。これには遺伝は関与していない。

②消耗・修復説

放射線、活性酸素、損傷、体細胞変異で体と細胞が消耗するが、これらを修復する機構も存在する。ただし、遺伝性か非遺伝性かは不明である。

③変異蓄積説

細胞の変異が蓄積し、一生の後半に体の障害が遺伝的に出現してくる。

④逆向多面的発現説

一生の前半期には有利に働き、後半では有害に作用する遺伝子が遺伝的に細胞内に組み込まれている。

これらを腸の老化の原因に当てはめるのはむずかしい部分もありますが、少なくとも、活性酸素や機械的ダメージの影響は、腸に負担をかける食事内容、下剤の常用、加齢による腸の弾力性の低下などと関係がありそうです。

酸化ストレス、慢性炎症、糖化ストレス

最近の研究によると、老化には、酸化ストレス、慢性炎症、糖化ストレスの3つが関与するのではないかということがわかってきました。概略を説明しましょう。

酸化ストレスに基づく説は、先の活性酸素についての考え方を包括する内容になっており、現在、多くの研究者の支持を集めています。

酸化ストレスとは、活性酸素など体を酸化させる物質によって引き起こされる、体に有害な作用のことを言います。ご存じのように、酸化とは、ある物質が酸素に触れることによって起こる現象です。鉄が空気に触れて徐々に錆《さ》びるなどの現象が酸化です。この酸化現象は、人間の体内でも起きているのです。

人間の体は、呼吸で空気中から取り入れた酸素と、食事から取り入れた栄養素からエネルギーを作り出します。このように、酸素は人間の活動のエネルギー源となっているのですが、活動することで体内に活性酸素が発生します。この活性酸素が、体を形づくっているタンパク質、脂肪、細胞内のDNAなどの酸化を起

こすことで身体機能を低下させ、がんなどの病気や容姿の衰えなど、老化を進行させてしまうというのです。

したがって、体が錆びないように活性酸素の害から身を守る、つまりは「抗酸化」というのがアンチエイジングでのひとつの考え方となります。

次に、老化、そして生活習慣病に大きく関与しているのは、炎症（慢性炎症）ではないかという説です。

「がんは細胞の老化現象である」とも言われますが、実は、慢性炎症が存在する場所にはがんができやすいことがわかっています。炎症が繰り返されると、細胞内の遺伝子が傷害を受け、そのことが引き金となってがん化するのです。つまり、炎症が細胞を老化させ、がんをもたらすのです。

確かに、アメリカで行なわれた研究によると、抗炎症剤であるアスピリンを服用している人では、大腸がんになりにくいという報告があります。心筋梗塞にもなりにくいという報告もあります。また、胃に炎症を起こし、胃潰瘍の原因になるヘリコバクタピロリ菌に感染している人は、胃がんになるリスクが高いとも言われています。さらに動脈硬化や慢性関節炎、アルツハイマー病などの老化に伴う疾患にも炎症が関与しています。

このように、老化を防ぐには、活性酸素を抑える抗酸化という方法論だけでなく、余計な炎症をどのようにして抑制するかということも重要になります。この意味から、「炎症（inflammation）」と「老化（aging）」から作った「インフラメイジング（inflammaging）＝炎症加齢」という言葉も使われています。

血管の老化である動脈硬化は、酸化コレステロールが血管壁に沈着することで免疫細胞が作用し、炎症が起こって進行します。免疫細胞の表面には、種々の因子が存在し、加齢によって炎症を引き起こす因子が増加していくと言われています。したがって、この炎症を起こしやすい因子を減らすことができれば、老化が抑制され、動脈硬化を防ぐことにつながるのです。

先に、アスピリンを服用すると大腸がんが抑制されると述べましたが、同様の意味で、大腸の慢性炎症である潰瘍性大腸炎の炎症が非活動的になれば、大腸がん発生の抑制にもつながるということになります。

また、慢性炎症は先に述べた体内の酸化ストレスを誘発する大きな因子とも言われています。何らかの刺激に反応した免疫細胞は、炎症性サイトカインという因子を分泌します。この炎症性サイトカインが細胞に作用して、酸化物質を産生するのです。つまり、炎症と酸化ストレスは密接な関連があるとも言えるのです。

最近では、過食によって、食事内容物が大量に腸内に流入することで腸に大きな物理的ストレス（負担）をかけることが問題視されるようになってきました。

過食と言うとカロリーの摂り過ぎなどが問題になりますが、この物理的ストレスそのものが肥満や糖尿病の原因になるというのです。慶應義塾大学医学部内科の伊藤裕教授らの研究では、高脂肪食を食べさせ続けた動物は、早い段階で腸に炎症が起こっていることを報告しています。つまり、肉食などの高脂肪食の摂り過ぎなどによるストレスが原因となって、炎症が引き起こされるとも考えられるのです。

炎症に関わる大腸の病気

ここで、主な炎症性の大腸の病気について、まとめて説明しておきましょう。

腸の慢性炎症としては、まず、難治性炎症性腸疾患である潰瘍性大腸炎があります。この病気の原因は不明です。再燃《さいねん》・寛解《かんかい》（症状が表面上消失した状態）を繰り返し、長期にわたってこの病気による炎症が持続すると、大腸がんのリスクが高まることが指摘されています。

もうひとつは、全消化管に炎症を起こすクローン病です。主な病変（潰瘍、腸管狭窄など）は小腸に多いのですが、一部の患者さんでは、大腸や肛門にも炎症が現れます。以上のような炎症性腸疾患は、慢性炎症とも言えるので、腸の老化にもつながってきます。

また、腸の機能障害を起こして便秘になり、連続的に下剤を服用した場合にも同様の問題が生じてきます。

日本では、下剤と言うと、医薬品、市販薬を含めて70％以上がアントラキノン系下剤、つまり大黄やセンナ、アロエなどの生薬を含有したもので、医薬品の下剤の中でも上位3位を占めています。このアントラキノン系下剤を一時的に服用するのであれば問題ないのですが、長期にわたって連続服用した時に問題が生じてくるのです。

これらを毎日のように1年以上連用していると、大腸メラノーシス（大腸黒皮症）の危険が高まります。これは、大腸内視鏡検査で、腸の粘膜が淡褐色から黒褐色に変化していることで発見されます。

この病気の患者さんは、下剤を服用している時は特に自覚症状を感じませんが、下剤の服用を完全にやめてしまうと、排便が以前にも増して困難になってしまうことがあります。あるいは、排便がまったくできなくなってしまうことさえあるのです。

大腸メラノーシスは、肝臓で代謝されたアントラキノン系の代謝産物が血液によって大腸へ運ばれ、そのうちのメラニン様色素が、免疫細胞のマクロファージ（白血球の一種）に捕食されることによって、大腸の粘膜下に色素が沈着して淡褐色から黒褐色に変わるもので、小腸には発現しないとされています。

大腸の変化は粘膜に留まらず、腸管壁の神経叢（多数の神経細胞などが網状に枝分かれした部分）にも至ることがあります。したがって、腸管運動障害のひとつである便秘にとっては大きな問題なのです。

マクロファージは炎症を抑える働きがあるので、これが関与しているということから、大腸メラノーシスは炎症の一種と考えられます。つまり、慢性便秘症に大きく関与する大腸メラノーシスは、病態としては慢性炎症を起こしており、腸の老化に強く関係していると言っても過言ではありません。

漢方の下剤でも腸の炎症の原因に

生薬だから安全と思って、慢性便秘症に長期にわたって服用されるケースが多い漢方製剤でも、大腸メラノーシスが出現することがめずらしくありません。防風通聖散《ぼうふうつうしょうさん》、麻子仁丸《ましにんがん》、大黄甘草湯《だいおうかんぞうとう》など、便秘にいいとされる保険適用の漢方製剤は全部で11種類ありますが、これらの多くは、長期間服用した場合、大腸メラノーシスの温床になると言ってよいでしょう。

また、市販薬の下剤の多くは、センナやアロエ、大黄などを主成分とするアントラキノン系なので、これも前述のように長期間服用していると大腸メラノーシスが発症してくるため注意が必要です。

センナ茶などのセンナの葉は食品扱いになっているようですが、これも長期に連用していると大腸メラノーシスを起こします。センナの茎も食品扱いですが、これにもセンナの葉の粉末が付着しているので、結局はセンナの下剤を服用しているのと同じことで、やはり長期の服用はおすすめできません。

便秘の患者さんの中には、センナの葉を長期に服用した結果、効果が薄れてきたため、濃縮したセンナ茶を服用している人がいらっしゃいます。このような人は、センナの長期連用で、腸管運動機能の低下、つまりは腸の老化が起こっていると考えて間違いありません。腸の慢性炎症が生じていると考えられるからです。

スローエイジングの考え方に基づけば、このような腸の慢性炎症を起こすことは、望ましいことではありません。若さを保つためにも、便秘に悩む方はアントラキノン系下剤を減量するか使用を中止し、他の薬剤や食材に変更すべきです。

私のクリニックでは、下剤であれば酸化マグネシウム製剤やピコスルファートナトリウム（化学合成系下剤）、リンゼス®などを患者さんにおすすめしています。そもそもマグネシウムは、ひじきや緑黄色野菜などに多く含まれており、腸の健康を支える重要な成分のひとつです。腸の粘膜をさまざまな刺激から守り、神経の働きを円滑にして腸ストレスを軽減する働きがあるのです。最近、便秘人口が増えているのも、食事などから十分にマグネシウムが摂れていないことが原因とも言われています。

糖化ストレスで皮膚が老化

次に、老化に関する３つ目の要素である、糖化ストレスについてです。糖化ストレスは、皮膚の老化に関与しているとされています。

「糖化」とは、糖分がタンパク質と結びつくことで起こる現象です。糖化反応では、グルコースや果糖などが酵素反応に関与せずにタンパク質と結合して、糖化タンパク質が生成されます。反応が進行すると、体内で終末糖化産物（ＡＧＥｓ＝advanced glycation end products）が形成されますが、これは加齢とともに蓄積され、やがて組織に沈着して皮膚や他の組織に炎症性の変化を引き起こすものです。

ＡＧＥｓ化したコラーゲンは皮膚弾力性を弱め、シワ形成に関与すると言われています。

糖化ストレスが最も強く出現した疾患は、糖尿病の合併症、神経症、腎症、網膜症などで、これら病態の組織中にはＡＧＥｓが大量に蓄積しています。さらにアルコールの過剰摂取によって、二日酔いの原因になるアセトアルデヒドの生成量が多い場合も、糖化ストレスが増大すると言われています。

糖化ストレスと大腸とはあまり関係がなさそうですが、大腸がんの発症リスク要素に飲酒が大きく関与していることから、糖化ストレスも大腸の老化に影響を与えていると考えてよいでしょう。

糖化ストレス対策として、毎日の食生活で次のことを心がけてください。

①ゆっくり食べる。
②よくかむ。
③血糖値を急激に上げない食材を選ぶ。
④ジュース、炭酸飲料、スイーツなどの砂糖含有量の多いものは避ける。
⑤アルコールは体内でアセトアルデヒドに代謝され糖化ストレスを増加させるので、過剰摂取は避ける。

酸化ストレスとカロリー・リストリクション

もうひとつ、酸化ストレスと並んで現在のアンチエイジング対策の主流となりつつあるのが代謝理論です。これは、人間が食物をエネルギーに代謝させて生きていることそのものが老化につながるという考え方です。

つまり、食物を摂取し、エネルギーを消費していくことが加齢をまねくなら、カロリーを必要最小限にして、代謝を最小限にコントロールすることで、加齢に対抗しようというのです。

したがって、アンチエイジング、あるいはスローエイジングを実現する上で、カロリー・リストリクション（カロリー制限）のためのダイエットが重要になります。

詳しくは後述しますが、カロリー制限のための具体的な食習慣として、抗酸化物質、特にファイトケミカル（植物が作る化学物質。植物に含まれる機能性成分の総称）に加えて4つの抗酸化物質が含有されているエキストラバージン・オリーブオイルや、穀物、魚などを主体に摂る地中海式食生活がよいのではないかと、

図3　地中海式食生活のピラミッド

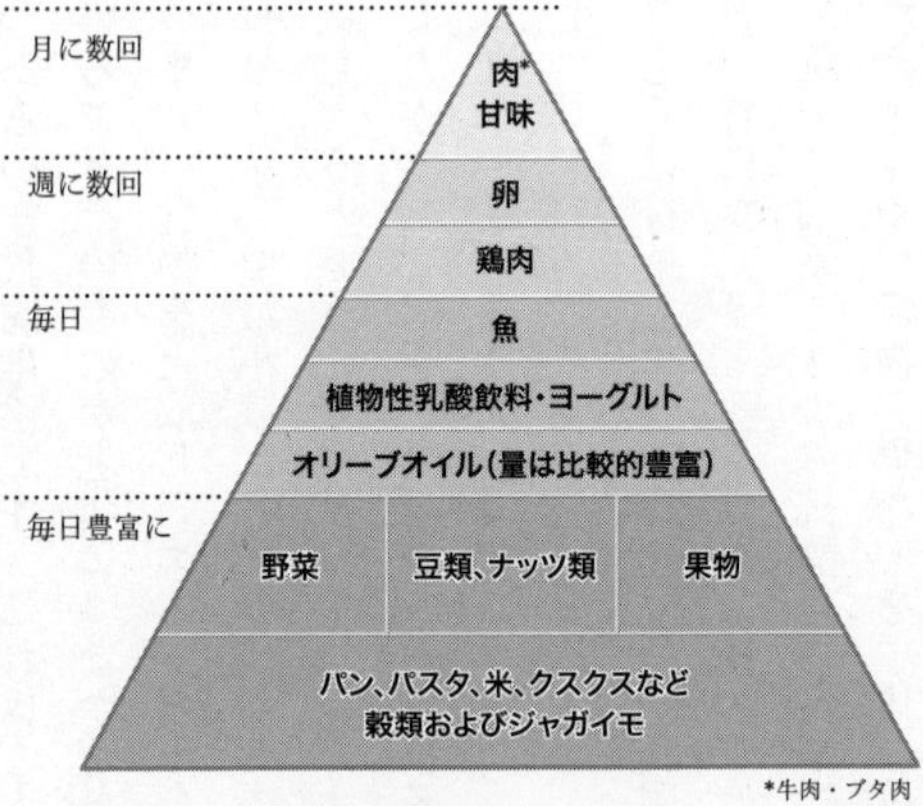

出典：地中海型食生活に関する国際会議より

私は考えています（図3）。

カロリー・リストリクションという意味からも、過食を抑え、さらにはダイエットした時にリバウンドが少ないことが証明されている地中海式食生活のよさが際立ってくるのです。地中海式食生活については、第5章で詳しく紹介することにしましょう。

腸の老化のメカニズム

さて、これまで老化についてさまざまな観点から説明してきましたが、そもそも腸の老化とはどのような状態を言うのでしょうか。

腸機能の老化は、加齢による生理的変化と、食事や環境などの外的要因による変化の2つが原因となって起こります。

まず、加齢による生理的変化としては、次のようなものが指摘されています。

①大腸壁の弾力性の減弱

②腸管運動に関与するアウエルバッハ神経叢（腸壁の縦走筋と輪状筋の間に存在する）の神経細胞数の低下

③腸内フローラ（腸内細菌叢）の変化

④腸粘膜局所免疫の主役である分泌型IgAの産生と腸内細菌に対する抗体価（ウイルスなどに対抗する物質の量）の低下

次に、外的要因による腸の機能変化は次のような原因で起こるとされています。

①薬剤の服用（制酸剤、抗コリン剤、鎮痛剤、麻薬、抗うつ剤、抗不安薬、向

精神薬、利尿薬、血圧降下剤など）
②アントラキノン系薬剤（大黄、センナ、アロエ）の長期連用
③金属・鉛中毒
④内分泌・代謝性疾患（糖尿病など）
⑤ストレス
⑥ＰＭＳ（月経前緊張型）

これらの機能変化に伴って腸の老化が進行し、腸管運動そのものが衰えていくのです。ただし、加齢による腸の生理的変化と違って、こちらの方は、すぐにでも対策が可能です。

腸管運動を促進するためには、まずは、運動、なかでもウォーキングが重要です。歩かないと、腸も動きません。病気などで寝たままの状態が続くと排便しづらくなるのを、経験したことがある人は多いと思いますが、原因は単純です。寝たままが続くと腸の動きも不活発になり、便秘をまねくのです。

そこで、次にあげるような、腸管運動を促進する物質や要因を知っておくこと

が重要になってきます。

▽水、水分
▽プレバイオティクスとしての食物繊維（不溶性、水溶性）
▽プレバイオティクスとしての乳酸菌（植物性乳酸菌、動物性乳酸菌）、ビフィズス菌　麹菌
▽マグネシウム（昆布、ひじき、バナナなどに含有）
▽オレイン酸（エキストラバージン・オリーブオイルなどに含有）
▽オリゴ糖
▽メントール（ペパーミントなどに含有）
▽下剤としてのピコスルファートナトリウム（アントラキノン系以外の下剤）
▽保温

こうした腸管運動を促す誘因をうまく使って排便を促し、腸の老化にブレーキをかけたいものです。また、右にあげた中で、食物繊維、乳酸菌、オレイン酸は、

見た目、特に顔の皮膚に影響するものであることを覚えておいてください。

東京女子医科大学の後藤眞先生は、その著書『老化は治せる』（集英社新書）の中で、「便秘は長寿の敵」としています。また、断続的な便秘を抱えていると、生活全体に悪影響を及ぼして新陳代謝が阻害されるだけでなく、腸以外の他の臓器も弱め、さらに心身ともに強いストレスを被《こうむ》ることになり、何らかの炎症を引き起こす可能性が生じるとも述べています。

またアメリカのJ・Y・チャンらの報告では、ミネソタ州に住む1988年から1993年の間に20歳以上だった人の中で、慢性的な便秘がある人とない人を追跡調査したところ、慢性的な便秘がないと答えた人の方がさまざまな病気になりにくく、明らかに生存率が高いことがわかっています。

したがって、便秘知らずの元気な腸は、長寿の条件のひとつと言っていいかもしれません。スローエイジングのためにも、少しでも排便状態を良好に保つことが大切です。このことは、皮膚、そして見た目にも大きく関与してきます。

少しでも腸の機能を維持したいのであれば、腸に負担をかけない食生活、そしてライフスタイルを心がけることが肝要です。全身のスローエイジングには、腸のスローエイジングが深く関与しており、腸の若さを保つことが、すなわち見た目の若さを決める、と言っても過言ではないのです。

腸管免疫を維持すれば腸の老化を防げる

腸の重要な働きに「腸管免疫」があります。意外に知られていませんが、腸は人体最大の免疫器官なのです。

免疫の大きな役割は、体外から体内に侵入した細菌やウイルスなどの病原体や、細胞の突然変異によって発生したがん細胞を攻撃して無力化し、病の発症や体の不調を予防することです。

免疫担当細胞であるリンパ球の、実に60％以上が腸管に存在します。これは、腸が「内なる外」とも呼ばれるように、外界とつながっている器官だからです。腸につながる口からは、食べ物や飲み物だけでなく、微生物などの異物や細菌、ウイルスなどの病原体も入り込みます。そのため、腸の免疫機能が高くないと、外界から侵入する異物や病原体に立ち向かえず、いつも病気に悩まされることになります。これは、腸の老化にもつながってしまうのです。

免疫を担うリンパ球は腸管の粘膜に集まり、「腸管関連リンパ組織（GALT）」を形成しています。この組織の主な構成要素は、

①パイエル板（小腸）

②腸管上皮細胞とそこに存在する上皮細胞間リンパ球（小腸・大腸）

③粘膜固有層とそこに存在する粘膜固有リンパ球（小腸・大腸）

④腸間膜リンパ節（小腸）

⑤クリプトパッチと呼ばれるパイエル板のようなリンパ組織（大腸）

などです。

なかでも主役を担うのがパイエル板です。パイエル板は、大腸に近い小腸の一部である回腸に多く存在し、腸管独自のリンパ節を形成しています。このパイエル板に、異物や病原体や病原菌などを取り込む働きがあります。この中に取り込まれると、免疫グロブリン（血中に含まれる抗体）が形成されて、異物の中の病原菌などにとりつき、リンパ球などが消化・分解して無毒化してくれるのです。

腸管免疫系の特徴は、細菌やウイルスの危険病原体を排除するけれども、食べ

物や無害な腸内細菌などの安全なものは排除しない、ということです。
したがって、腸管免疫が維持できれば病気になりにくく、結果的に加齢にブレーキがかかって長寿につながるわけです。ゆえに、見た目という点でもきわめて重要なポイントになります。腸管免疫はスローエイジングにとって欠かせない役割を担っていると言っていいでしょう。

こうした腸管免疫系を担当するリンパ球の栄養分は糖分ではなく、アミノ酸の一種であるグルタミンです。見た目のキープとスローエイジングには、グルタミンも深く関わっていることをぜひ覚えておいてください。グルタミンは、生魚や生肉、発芽大麦、生卵などに多く含まれているので、これらを意識的に毎日の食事に取り入れるようにしてほしいと思います。

腸に負担をかける食材

毎日の食事が、腸の健康に大きな影響を及ぼすことは言うまでもありません。
ここでは、見た目の大敵となる、腸に負担をかけ、腸の老化を促進すると思われる食材について述べていきます。

腸に負担をかける食材とは、すなわち、腸の病気を引き起こす因子にほかなりません。大腸がんは食事との関わりが深いがんです。さまざまな研究から、大腸がんの危険因子として、脂肪や肉類（赤身肉、加工肉）の摂り過ぎが問題となることはほぼ確実とされています。アメリカの研究では、大腸がん予防のために、赤身肉の摂取の目安は1日80g以内とされています。

脂肪を摂り過ぎると、胆汁酸が増加します。胆汁酸は肝臓から排出されて腸に流れこむ消化液で、胆汁といっしょに分泌される化合物ですが、これが多くなると大腸がん発症のリスクとなります。少し詳しく見てみましょう。

肝臓で、コレステロールから最初の胆汁酸である「一次胆汁酸」が作られ、胆汁に分泌されます。一次胆汁酸は、小腸の上部で脂肪の消化に関わったあと、65〜90％は小腸の末端で吸収され、その残りが大腸にいきます。そこである種の酵素によって「二次胆汁酸」という物質になり、大腸で再吸収されます。

最近の研究では、一次胆汁酸から二次胆汁酸に変わる際に、活性酸素が発生し、この活性酸素が細胞のＤＮＡに損傷を与えてがん発症に結びつくのではないかと指摘されています。

この活性酸素に対して、エキストラバージン・オリーブオイルなどに含有されるポリフェノール（オレウロペイン、ヒドロキシチロゾールなど）が抑制的に作用し、大腸がん予防につながることも判明しました。

二次胆汁酸は脂肪の多い食事をしている人に多く、欧米人のうち大腸がんのハイリスク群に属する人たちの便を調べると、胆汁酸の濃度が高いことも指摘されています。反対に、菜食主義の欧米人で大腸がんの低リスク群と言われる人々は、濃度が低い値に留まっています。

少し前のアメリカ人の食生活は、総カロリー数の約40％が脂肪で占められているような状態でした。当時のアメリカでは、日本と比較して大腸がんの発症率が明らかに高かったのです。

ただし、脂肪がすべて悪いわけではありません。同じ脂肪でも、その種類によっては大腸がんへの影響に違いがあることもわかってきました。

マーガリンに含まれるがん化促進物質

いちばん問題になる脂肪は、お菓子やパン、マーガリンなどに多く含まれている、リノール酸に代表されるn－6系脂肪酸です。

脂肪酸には、ラードやバターなどの動物性食品に多く含有される飽和脂肪酸と、植物油や魚に多く含まれる不飽和脂肪酸があります。不飽和脂肪酸の中で、人間の体内では合成できない必須脂肪酸（生体内で作ることができない、生体にとって必要な脂肪酸）が、n－3系脂肪酸とn－6系脂肪酸です。

n－3系脂肪酸には、サバやイワシなど青背の魚に多いEPA（エイコサペンタエン酸）やDHA（ドコサヘキサエン酸）、シソに多いα－リノレン酸があります。このうちα－リノレン酸は、体内でEPAやDHAに変化します。

n－6系の代表は、植物油に多く含有されるリノール酸です。リノール酸は、体内で主にアラキドン酸という脂肪酸に合成されます。

近年、このn－6系脂肪酸が代謝の過程で生み出す、生理活性物質であるプロスタグランジンE2という物質が、がん化を促進するのではないかと考えられています。

これに対してn－3系脂肪酸は、この発がんの過程を抑制し、発がんをブロックする可能性が指摘されています。つまり、脂肪の摂り過ぎが問題ではなく、摂取する脂肪の質が重要なのです。

ただし、リノール酸は必須脂肪酸なので、少量は摂る必要があります。まったく摂らなければ皮膚炎になってしまうことがあります。私は、その分はエキストラバージン・オリーブオイルから摂るようにおすすめしています。エキストラバージン・オリーブオイルとは、国際オリーブ協会の規定によると、オリーブの果実をそのまま搾ったもので酸度が0・8％以下であり、味覚・嗅覚などによる官能検査によって完全な風味を持っているものとされています。エキストラバージン・オリーブオイルの含有脂肪酸のうち、約10％がリノール酸なので、ちょうどいいのです。

アメリカがん研究協会が赤身肉にレッドカード

肉には脂質、なかでもコレステロール値を上げる飽和脂肪酸が多いため、摂り過ぎるとさまざまな生活習慣病の原因となるメタボリック・シンドロームを引き起こします。

脂質が問題だと言えば、肉類では、特に霜降りなどの脂肪の多い肉を避けなければならないと考えるでしょう。

ところが、大腸の健康を考えるなら、脂肪が比較的少ない赤身肉こそが問題なのです。赤身肉とは牛肉や豚肉の中で、脂肪の少ない、ももの部分などのことです（鶏肉は除外）。赤身肉には鉄分が多く含まれており、鉄と脂肪がいっしょにとることが大腸がんのリスクを増大させるのです。

鉄分と脂肪が組みあわさることで、活性酸素が発生しやすくなります。いわゆる鉄の「酸化」で、フェントン反応と言います。活性酸素は、生きていくために必要不可欠な酸素が変化してできる物質ですが、多く発生すると、体内の細胞や組織などが酸化して損傷し、老化やがんなどの引き金となります。

アメリカがん研究協会（AICR）や、世界がん研究基金（WCRF）による最新版の報告書でも、赤身肉が大腸がんのリスクを確実に上げるとされ、食べ物としては、大腸がん発生の危険性が最も高い因子のひとつと紹介されています。

地中海に浮かぶスペインのマヨルカ島（人口約65万人〔※調査時〕と少なく、流動人口が少ないので長期的観察が可能。1日の平均的脂肪摂取量は85〜90g）で、大腸がん（結腸がんと直腸がんを含む）の患者286人と、がんを発症していない健康な295人を対象に、それぞれのグループの食生活の内容を調査した研究があります（E. Beniton et al : International Jourpal of Cancer 1990, 1991）。

それによると、大腸がん患者のグループでは、赤身肉の摂取量が明らかに多いことがわかりました。さらに直腸がんについては、赤身肉に加えて乳製品の摂り過ぎもリスクになる可能性が指摘されました。しかし、彼らが摂取する脂肪のうち、エキストラバージン・オリーブオイルに関しては、大腸がんの危険因子ではないことがわかりました。

とはいえ、繰り返しになりますが、極端に肉類をまったく摂らないというのも栄養のバランス上よくありません。タンパク質不足に陥り、スローエイジングの観点からも避ける必要があります。

　そこで摂る肉の量が重要になりますが、私は夕食で魚と肉類を1日おきに摂ることをおすすめしています。

ファストフードは何がいちばん問題か

　ファストフードの代表的な食べ物として、まず頭に浮かぶのはハンバーガーでしょう。ハンバーガーは、牛肉のミンチが材料で、赤身肉が中心です。月に1〜2回程度であれば問題はないでしょうが、週に何回も食べるのは控えた方がいいでしょう。アメリカで、大腸がんが多い要因のひとつが、ファストフードだと言われています。

　肉食が大腸がんに影響をもたらすことの科学的根拠として、よくハワイに移住した日系人の例があげられます。ハワイの日系人の大腸がん発症率は日本人よりも高く、欧米人（白人）並みの高いレベルでした。ハワイでは、ハンバーガーやステーキなど牛肉を使った料理が多く、野菜類の摂取は少なめです。つまり日本からハワイに移住後、食生活が大きく変わり、大腸がんの発症に影響した、と考えられたのです。

また、ファストフードばかりでは食物繊維が不足し、便秘になりやすいことも注意しなければなりません。さらに最近の研究では、ファストフードが、潰瘍性大腸炎やクローン病のリスクになることも指摘されています。カロリーが高いファストフードの摂り過ぎは肥満にもつながるので、見た目の上でも注意が必要です。

アルコールは大腸がんの促進因子

アルコールは、肝臓だけでなく消化器にさまざまな悪影響を及ぼします。

アルコールは、肝臓で代謝されてアセトアルデヒドになり、最終的に解毒されて水と炭酸ガスになりますが、この中間物質であるアセトアルデヒドが腸壁を刺激したり、細胞を傷つけたりすることで、がんの発生率を高めるとされています。大腸がんに関しても、こうした理由から発症リスクのひとつにあげられています。

最近の疫学的研究を調べてみると、ほとんどの研究において、アルコールが大腸がんの促進因子となるという結果が出ています。また、ビールの過飲は腹部の肥満につながりますし、アルコールの摂り過ぎは顔面の酒皶《しゅさ》（鼻先や頬が赤くなる皮膚疾患のひとつ）の引き金にもなるので、見た目にも大きく関与しています。

ほかにも腸に負担をかけ、大腸がんの因子とされる食材はありますが、なかでもアルコールは、見た目に悪影響を及ぼす可能性があるので要注意です。

メタボも大腸がんのリスクを上げる

飽食の時代と言われる現代においては、何といっても問題になるのは、腹部の脂肪、つまりメタボリック・シンドロームに大きく関与する内臓脂肪の付き具合でしょう。東洋医学でも指摘されている、いわゆる「太鼓腹」の状態です。見た目をよくするためには、お腹にも注意しなければなりません。

若い頃は、腹部がやせている方がかっこよく見えますが、ある程度の年齢になると、あまりにも腹部に肉がなさ過ぎると、年相応の貫禄に欠け、時には貧相にさえ見えます。年齢とともに、多少はお腹まわりがあった方が、見た目はよいのかもしれません。

ただし、太鼓腹のように腹部だけがあまりにも出ていると、見た目だけでなく、健康上もイエローカードです。腹囲が、男性で85cm以上、女性で90cm以上だとメタボリック・シンドロームの可能性があるからです。

アメリカがん研究協会の報告によると、メタボリック・シンドロームで、特に下腹部肥満（内臓脂肪の貯留）があるケースは、大腸がんのリスクを上昇させるとされます。そして、同時に運動は大腸がんのリスクを最も低下させるとしています。腸のトラブルを避けるには、適度な運動とメタボの解消が急務と言えそうです。

適度な運動は、摂取したエネルギーを消費し、体内に蓄積した脂肪を燃焼させますし、また、腸の運動も活発にし、腸に溜まったガスの排出も促進します。したがって、毎日続ければ、腹部の脂肪や腸のガスによる腹部膨満感を改善させるので、腹囲の減少につながるのです。

ちなみに、日本肥満学会では、ＢＭＩ値「体重（kg）÷身長（m）÷身長

（m）」が25以上の状態を肥満と判定し、さらに肥満に伴う健康障害を認めるものを肥満症と定義しています。

ここで言う健康障害とは、第一に、脂肪細胞の異常（たとえば脂肪細胞の増加）によるものとして耐糖能異常（糖尿病の前段階）、糖尿病、脂質異常症、高血圧、高尿酸血症、痛風、冠動脈疾患、脳梗塞、脂肪肝などがあげられています。

第二に、脂肪組織の量的異常（結果的に体重増加につながる）によるものとして、骨関節疾患、月経異常、睡眠時無呼吸症候群があげられます。

見た目で診察する東洋医学

ここでは、視点を変えて、医師が診察にあたって、患者さんの「見た目」をどのように考えているかについて述べてみたいと思います。

みなさんにも経験があると思いますが、最近の医師は、問診として患者の話は聞きますが、その際もパソコンに入力するのに夢中で、患者の顔をろくすっぽ見ないことが多いようです。もちろん、私のクリニックではこのようなことはありませんが、医師によっては、お腹の調子が悪いという患者さんに対して、腹部の診察（つまり手でお腹に触ることなど）もしないで、検査のオーダーを出したり、薬の処方箋を書くだけで診察が終わってしまったりすることもめずらしくないと聞きます。西洋医学でも、患者の外見から診断する「視診」という診察行為もありますが、こうした医療現場では、患者の見た目はあまり重視されていないと言えるかもしれません。

一方、漢方薬や漢方製剤を中心とする東洋医学では、診断にあたって比較的患者の見た目を重視します。

東洋医学では、「望《ぼう》」「聞《ぶん》」「問《もん》」「切《せつ》」の4種類の診察法があり、これを「四《し》診《しん》」と呼んでいます。これらは、医師の五感による診察で、いわゆる「証《しょう》」（東洋医学における病名、診断名のこと）を決定し、漢方薬や漢方製剤を投薬する時の指針となるのです。このうちの望（望診）は、見た目を観察する診察法のことなので、少し詳しく紹介します。

望診は、体格、顔色、皮膚のつやなどから病気をはねかえす力が充実している状態か、病気をはねかえす力が減少している状態かを知る上で重要です。つまり、

「実証」か「虚証」かを知るためのひとつの方法です。

体格がいいと言っても、太っている人が実証ではなく、筋骨がしまり、肉づきのいい人を指して実証といいます。一方、華奢型《きやしや》や内臓肥満や水太りは虚証の場合が多いとされています。

このようにして、患者の見た目から抗病反応の強弱を観察することになります。さらに、動作、歩行、言語が機敏で明確であれば、精気（元気）が充実している実証の状態とみなします。同様に、動作が緩慢だったり、逆に性急、あるいはものうい感じの場合は、いずれも虚証の体の状態を示していると考えます。

舌、眼、顔色の状態で病気がわかる

望診では、体のパーツにも注目します。たとえば、舌の状態の所見に、種々の病態が反映されているとし、診断の重要ポイントにあげられています。具体的には、舌の色が白い場合は、体が冷えていて血液の流れが悪くなっているとか、全体に赤みを帯びている場合は、体内に熱がこもり水分不足状態にあることを疑います。西洋医学では、まったく無視されていることのひとつと言ってよいでしょう。

さらに、口角にひび割れがあったり、あるいは口内炎ができていたりする場合は、胃の炎症や大腸の病気のサインとみなします。

また、望診では、眼に力があり、はつらつとしていれば精気が保たれていると し、眼に力のないものは気虚（慢性的な、気＝エネルギー不足の状態）などが考えられます。

顔色については、アルコールを飲んだ時の赤みのある顔色は熱証、蒼白であれば気虚、または血虚《けつきょ》（血が不足している状態）とされ、虚証の状態が考えられます。黄色味のある顔色は、脾虚《ひきょ》（内臓全般の機能低下）、黄疸などが考えられます。

ほかにも、頬や鼻の毛細血管の拡張、眼のまわりのくま、顔面の色素沈着などからも、さまざまな情報がわかるとしています。たとえば、寝不足でもないのに眼の下にくまができている場合は、腎虚と言って腎臓病を疑います。

まぶたや顔面、下肢のむくみは、水滞《すいたい》（水分の循環が悪い状態）を示し、その多くは気虚を合併していることが多いとされています。

皮膚の望診については、年齢や性別によってかなり違いがありますが、一般に色つやがよく、適度に潤いがあるものを正常としています。逆に、肌がカサカサで顔色が淡黄色だと、貧血の可能性があるとみなします。

また、顔を含め、頸部から上に汗をかきやすい場合は気逆《きぎゃく》（気の流れが不安定で、上の方に逆流している状態）によるものが多く、一方、皮膚に潤いがなく乾燥し、萎縮または角化《かくか》異常（皮膚の表面にある角質層が厚くなったり、はがれ落ちる状態）が見られ、亀裂が生じていれば血虚であるとされます。

さらに、頭髪の望診もあります。髪が抜けやすいのは血虚によることが多く、円形脱毛症は気うつ（抑うつ状態）と関連していることが多いとみなしています。

以上のように、東洋医学では、こと細かに全身、特に顔の見た目を重点的にチェックし、この状態に応じて漢方製剤の投薬を判断していきます。同時に、証によって食事療法が決定されます。

西洋医学でも見た目を軽んじているわけではありませんが、東洋医学ほど重要視していないように思えます。日常生活の中でも、東洋医学的な考え方を知っておくと、自分あるいは他人の見た目によって、おおよその健康状態が推測できるようになります。

東洋医学独特の腹部診察法

全身を一見して、やせているのか、太っているのか、それともバランスがいいのかの判断は、腹部の見た目によります。

腹部の診察は、西洋医学の世界でも厳密に行ないますが（ただし、腹部のどこかに圧痛があるか、腹部の腫瘤《しゅりゅう》、ガス、腫れの有無などのチェックが主）、実は東洋医学の方が、さらにこと細かく行なっています。というのは、腹部の所見（腹診）によっても、漢方製剤の処方が大きく変わってくるからです。

東洋医学の腹部の診察法の大きな特徴は、西洋医学では、患者を仰向けに寝かせ、両膝を曲げて立てさせるのですが、東洋医学では、患者を仰向けに寝かせて、腹部に力を入れないようにし、足はまっすぐに伸ばさせます。東洋医学の診察法の方が、西洋医学よりも腹部の状態は通常に近いかもしれません。

東洋医学の腹部の診察では、大きく分けて、腹力の判定と腹診所見があります。
腹力は、患者に息をゆっくりと吐き出させ、腹壁の緊張がゆるんだ時に判定します。
腹診所見は、以下のような病気の診断に役立てます。

▽心下痞硬《しんかひこう》（心下＝みぞおちがつかえる症状）
▽胃内停水《いないていすい》（胃内に水が停滞する症状）
▽胸脇苦満《きようきようくまん》（上腹部の肋骨のすぐ下あたりを手で押すと痛む症状）
▽腹直筋攣急《ふくちよくきんれんきゆう》（腹直筋が過度に緊張した状態）
▽小腹不仁《しようふくふじん》（下腹部が軟弱で、手で押すと腹壁が容易に陥没し、指が腹壁に入る状態）
▽正中芯《せいちゆうしん》（腹部正中線状の皮下に索状物《さくじようぶつ》が触れる状態）
▽臍傍圧痛《せいぼうあつつう》（へその周囲に出現する圧痛）
▽回盲部《かいもうぶ》（盲腸と回腸の境目）の抵抗・圧痛（回盲部を指先で軽く触診した場合に見られる腹壁筋の硬結《こうけつ》）

▽心下悸《しんかき》・臍上悸《さいじょうき》・臍下悸《さいかき》（心下はみぞおち、臍上はへその上部、臍下はへその下部で腹部大動脈の拍動が触れる状態）

西洋医学の腹部の診察でも、これに近い内容のものもありますが、名称までは記載していないので、ある意味では、東洋医学の方が、症状に応じてこと細かく分類し、見た目（顔や腹部の状況）をうまく表現していると言えるでしょう。

腸が元気な人は腸の見た目も若い？

ところで、その人の年齢と、腸の見た目（腸管壁の見た目）は、相関するのでしょうか。たとえば、20代の腸は、お肌と同様にシワひとつなくツルツルしていても、歳をとるに従ってシワが増えたり、カサカサしたりしてくる、といったことがあるのでしょうか。

大腸内視鏡検査を５万件以上行なってきた専門医としての私の立場からすると、答えは「ＮＯ！」です。腸の見た目には、年齢による差はほとんどありません。

具体的に言えば、健康な人の腸の壁は、橙《だいだい》色あるいはピンク色をしており、専門医の私ですら、大腸内視鏡で見る限りは、20代と70代の違いはわからないのです。腸管というのは他の組織と比べても新陳代謝が活発なので、歳をとったからといって、明らかに見た目でわかるような変化はほとんど見られません。

一方、腸の働きがよいか、悪いかは年齢と相関があります。

たとえば、腸の弾力性は、すでに紹介したように、75歳の時点では、20歳時の約30％まで低下すると言われています。腸の弾力性が低下すると腸の働きも低下します。歳をとるとたいていの人が便秘傾向になるのは、こうした腸そのものの機能低下のためなのです。

ですから、腸の機能ならともかく、腸の見た目は、年齢によってあまり差はありません。

最近、腸に対する関心が高まる一方で、間違った情報も多く出回るようになりました。「腸年齢が若い」という場合、いかにも腸の見た目が若いように語る〝専門家〟もいます。腸の調子がいい人と悪い人を実際に観察していない人たちが言い出したことが、まことしやかに定説化したウソのひとつです。

第3章

こうすれば腸と見た目が若返る

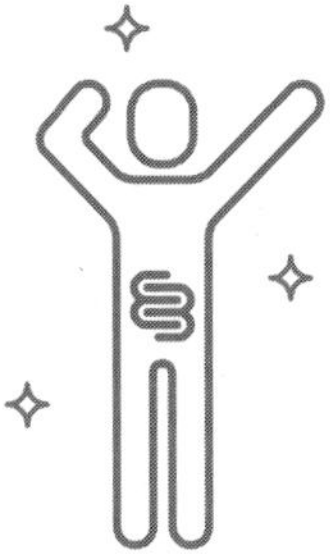

食物繊維と見た目と腸の見た目の関係

私が見た目と腸の関係に注目するきっかけとなった調査を紹介します。

2001年、私は「日本食物繊維学会誌」で、ポリデキストロースが慢性便秘症の患者さんに有効であることを報告しました。

ポリデキストロースとは、化学的に合成された水溶性食物繊維の一種で、グルコース、ソルビトール、クエン酸をほぼ89対10対1の割合で混合し、高温真空下で反応させた多糖類です。

その報告内容ですが、慢性便秘症で下剤を絶えず服用している患者さん23人(男性7例、女性16例)に、ポリデキストロース7gを含有する飲料水100㎖(ファイブミニ®を使用)を30日間摂取してもらったところ、便秘、硬便、排便回数などが改善し、さらには下剤(酸化マグネシウム)の有意な減量効果も認められました。

つまり、ポリデキストロースを摂取してもらった患者さんでは、自覚的所見やQOL(クオリティ・オブ・ライフ=生活の質)、下剤服用状況において効果が認められたのです。また、下剤を服用しているような慢性便秘症の人には、不溶性食物繊維と水溶性食物繊維は、およそ2対1の割合で摂取することが最適であることもこの調査の結果明らかになりました。

ポリデキストロースは、ラットの実験では小腸粘膜酵素によって分解されず、腸内細菌によっても分解されにくいことが報告されています。また排便促進効果があることも認められており、以上のような効果が、慢性便秘症の症状に対して有効に作用したものと思われます。

さて、この調査で明らかになったのは、以上のような事実だけではありませんでした。ポリデキストロース摂取後、お腹まわりの状態に大きく関与している腹部膨満感を認めた患者さんの数が、20人から3人に減少（改善率85％）したのです。また、便秘の症状が改善するのに伴い、明らかに肌の色つやもよくなるなど、見た目まで美しく、若々しくなった人がいらっしゃることに気づいたのです。

腸によいものは見た目にもよい

その後、２００６年に、私の知人である大木理香医師（当時、東京女子医科大学美容外科講師）が、第24回日本臨床皮膚外科学会総会・学術大会で、「食物繊維およびビタミンＣが皮膚に及ぼす影響」と題した報告をしています。これは、私の前述の調査結果を裏づけてくれる内容でした。

大木医師は20代後半〜40代の女性14人を対象に、７人ずつ２群に分け、一方の群にはポリデキストロース７・５ｇとビタミンＣ１０００㎎を含有した飲料水５００㎖を30日間服用してもらい、もう一つの群にはビタミンＣ１０００㎎だけを含有した飲料水を同じく30日間服用してもらいました。このように２群に分類して、結果を比較検討したのです。

その結果、ビタミンＣだけの群と比較して、水溶性食物繊維（ポリデキストロース）をいっしょに摂取した群の方が明らかに美肌効果（乾燥＝油分と水分に対する効果、毛穴に対する効果、シミに対する効果）が高いことが判明しました。

つまりポリデキストロース含有飲料水には、肌を美しくする（見た目をよくす

図４　食物繊維とビタミンCが肌に及ぼす影響１

提供：東京女子医科大学美容外科・大木理香医師（「食物繊維およびビタミンCが皮膚に及ぼす影響」より）。2006年第24回日本臨床外科学会総会・学術大会

試験概要

被験対象　20代後半〜40代の女性　14名
試験期間　30日間（2005年6月中旬〜7月中旬）
食事内容　通常の食事を試験期間も継続
試験食品を飲用する時間帯なども限定せず
試験食品
⌘ビタミンC1000mg入り清涼飲料水　500㎖/日　7名
⌘食物繊維7.5g+ビタミンC1000mg入り清涼飲料水　500㎖/日　7名
測定項目
⌘目立つ毛穴／開いた毛穴／黒い毛穴　数と面積
⌘小さいしみ／大きいしみ　数と面積
⌘油分と水分
比較基準
⌘摂取前後
⌘食物繊維含有の有無

＊測定機器：ロボスキンアナライザー（Robo Skin Analyzer CS100/VA100）

乾燥に対する効果

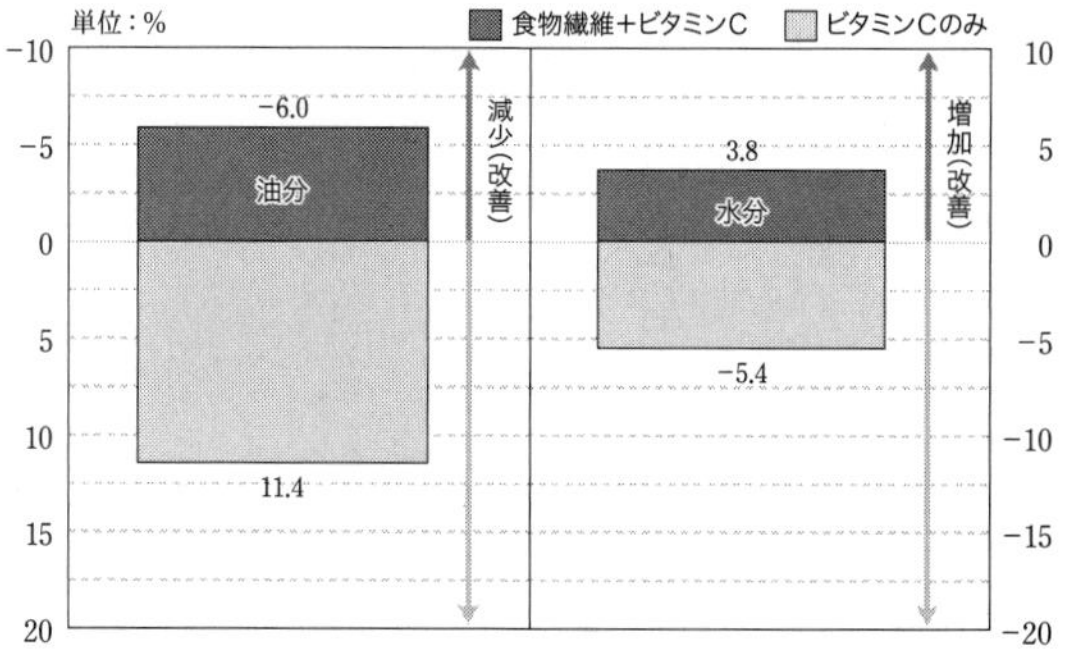

る）効果も望めることが推測できたのです。

まず、皮膚の乾燥に対する効果を比較すると、図4に示すようにポリデキストロースとビタミンCをいっしょに摂った方が、ビタミンCだけよりも、油分（皮脂）が減少し、逆に水分は増加しました。

次に毛穴とシミに対する効果を見ると（図5）、ビタミンCだけの場合を基準にすれば、ポリデキストロースとビタミンCを合わせて摂った方が、数も面積も減少しました。

こうした結果は、腸によいポリデキストロースを加えると皮膚の状況（見た目）が改善することを示しており、見た目は腸から、という私の考えを裏づけるものでした。

さらに大木医師は、肌は体のいちばん外側を覆っている臓器のようなものであり、体内環境を敏感に反映するものなので、つややかでキレイな肌を手に入れたいなら、化粧品に頼る前に、腸の中をきちんとクレンジングすること（腸内環境を整えること）が重要であると指摘しています。

これら2つのテスト結果は、私にとって、人の見た目に腸が深く関係している

図5　食物繊維とビタミンCが肌に及ぼす影響2

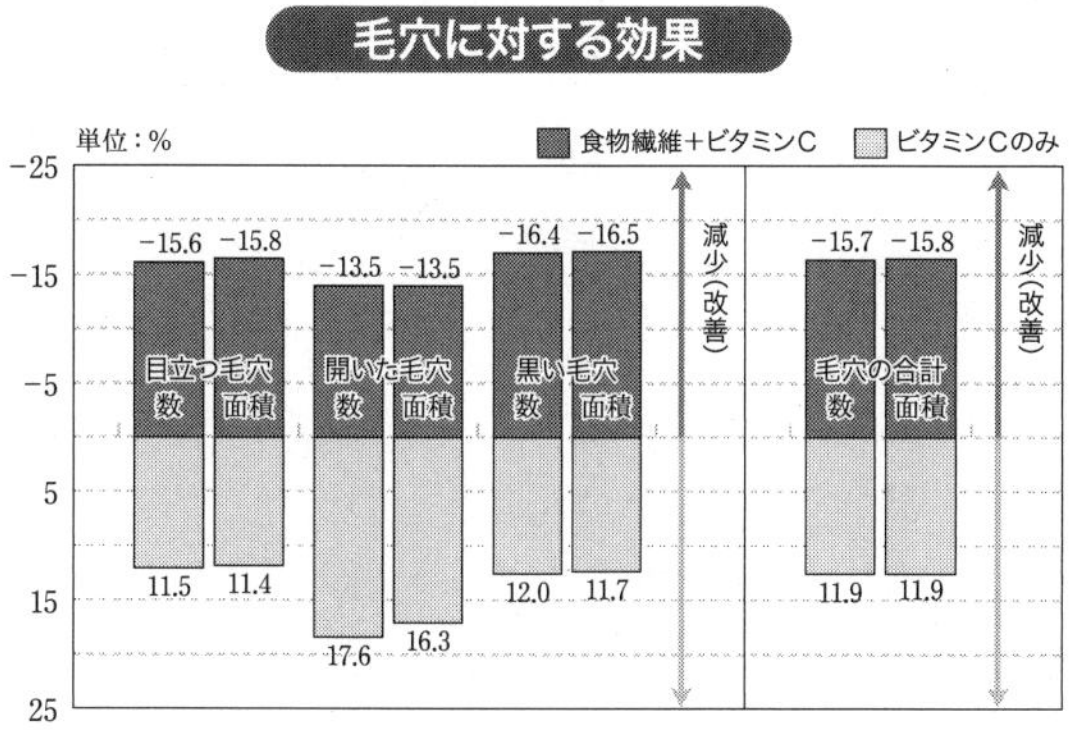

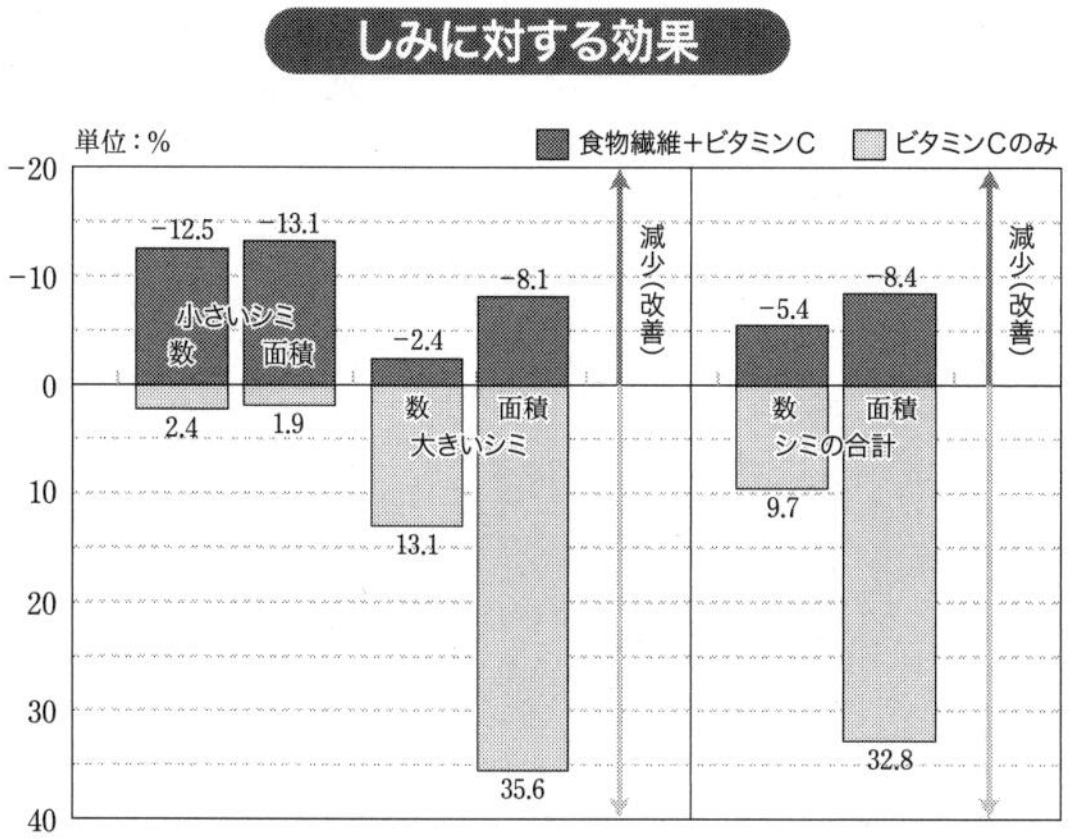

ことを確信させてくれる内容でした。それまでにも腸がよくなれば肌もキレイになると感じてはいましたが、このテストで、メカニズムまでは明確ではないものの、腸の健康が見た目に確かに影響することが証明されたのです。

その後、私は植物性乳酸菌やオリーブオイル、バナナ、さらには麹菌《こうじきん》など、さまざまな物質の腸内環境改善効果、および見た目への影響についても検討を加えていったのです。

漬け物でキレイになる?

最近、広告などでプレバイオティクスという言葉をよく目にするようになりました。プレバイオティクスとは、腸の善玉菌を増加させて、腸内環境をよくする微生物や菌、またはそれらを含む食品のことをさします。

プレバイオティクスの代表が乳酸菌です。乳酸菌の整腸作用は、昔からよく知られていました。1902年に、パスツール研究所のメチニコフという人が、乳酸菌は腸内で増殖し、老化防止や長寿に役立つことを指摘しています。

ヨーグルトなどに入っている動物由来の乳酸菌を動物性乳酸菌、漬け物、キムチ、味噌などに含まれている植物由来の乳酸菌を植物性乳酸菌と言います。最近の研究で、動物性乳酸菌と植物性乳酸菌とでは、腸への届きやすさという点で違いがあることがわかってきました。

動物性乳酸菌の多くは、胃、小腸の中で死滅してしまい、大腸の中まで届きにくいのに対し、植物性乳酸菌は、酸やアルカリ、温度変化などに強いという特質があるため、胃や小腸で死滅することなく、生きたまま大腸に届きやすいのです。生きたまま大腸に届いた植物性乳酸菌は、乳酸を放出して、腸内環境を弱酸性にします。大腸内が弱酸性になると、善玉菌が増加するのです。

日本の食材では、しば漬け、野沢菜、すぐき、味噌、醤油、日本酒などに植物性乳酸菌が含まれています。かつての日本の食材には、植物性の食べ物が非常に多く、それらを保存するために、干したり、塩漬けにしたりして貯蔵してきました。

その過程で発酵や醸造という方法が発達し、漬け物などになっています。ですから、日本人は自然と植物性乳酸菌や麹菌などを食べる機会も多く、おかげで腸内環境はよかったのです。植物性乳酸菌は、過去2000年間、日本人の腸を守ってきたのです。

植物性乳酸菌と「脳腸相関」

では実際に、植物性乳酸菌にどのような効能があるのでしょうか。

まず小腸への働きがあげられます。小腸には、前述のように、体外から入ってきた細菌やウイルスなどの病原体から自分の体を守る「腸管免疫」の働きがありますが、植物性乳酸菌は、この小腸の免疫力を増強することがわかっています。大腸に対しては、腸内フローラに働きかけて、善玉菌を増加させ、腸内環境を改善して排便力を高めるということになるのです。

私は以前、実際にこの植物性乳酸菌の効果を調査したことがあります。なお、この調査は、ヘルシンキ宣言（患者の自由意思による同意やプライバシーの保護など、医の倫理について定めた規定）にそって行ないました。

私のクリニックの便秘外来に通院し、問診時に「下剤の常用に不安を感じてい

図６　植物性乳酸菌摂取による下剤使用量の変化

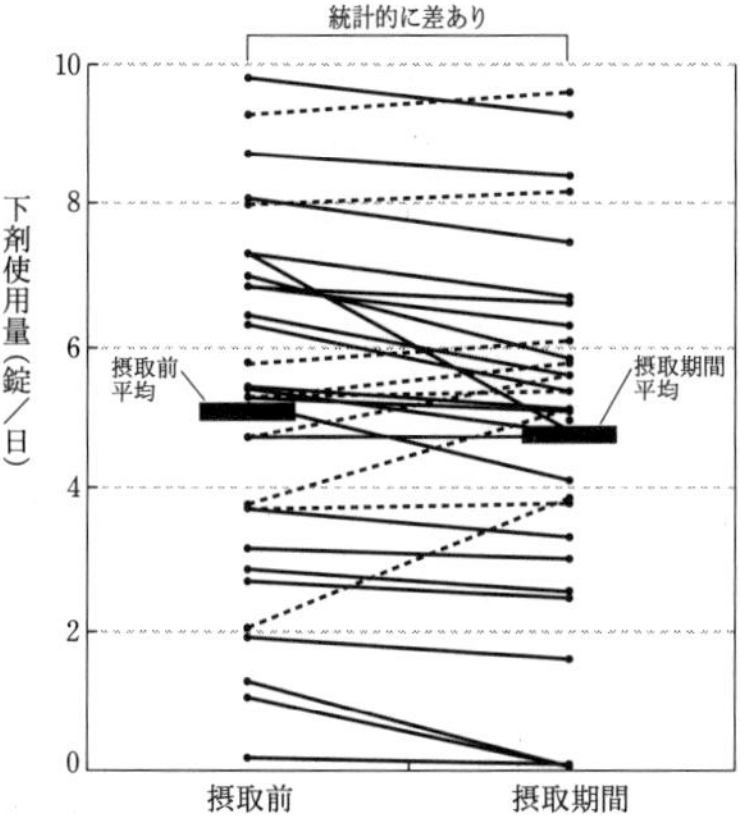

実線と点線が各被験者のデータを示している。植物性乳酸菌の摂取期間に下剤の使用量が減った人（実線）のほうが、下剤の使用量が増えた人（点線）よりも多く、平均でも使用量が減っていることがわかる。

る」と回答した慢性便秘症の患者さん44人を対象に、試験食品として、植物性乳酸菌を摂取しない１週間の前期間を置いて、生きた植物性乳酸菌を含むカプセルを１日１カプセル、朝、昼、夕のいずれかの食後に、４週間毎日摂取してもらいました。

この結果、図６に示すように、摂取前期間と比較して、植物性乳酸菌を摂取した期間の下剤使用量は明らかに減少しました。

つまり、植物性乳酸菌の摂取で、慢性便秘症患者の下剤使用量が減少すること、患者さんの腸内では乳酸菌量が増加し、腸内菌数が改善する可能性があることがわかったのです。

さらに、腹部膨満感の自覚症状があった22人のうち12人（約55％）に改善を認めました。腹部膨満感はポッコリお腹につながりますから、これがよくなるということは、ビジュアル面のダイエット効果があると言ってもよいのです。

また、心理テストを用いて調査したところ、摂取前期間と比較して、植物性乳酸菌摂取期間最終日の「緊張—不安」および「抑うつ—落ちこみ」の標準化得点は、明らかに低い値を示し、気分の改善にも植物性乳酸菌の摂取が有効であることが示唆されたのです。

不安や抑うつがあると表情が暗くなりがちですが、植物性乳酸菌摂取でこれらが快方に向かえば、見た目に関してもいい影響が表れると考えられるのです。

ところで、植物性乳酸菌を摂ったらなぜ気分まで改善するのか、不思議に思う人もいるでしょう。

前にも説明したように、「脳腸相関」と言って、腸と脳はお互いに影響を及ぼし合うことがわかっており、そこには腸内フローラが重要な役割を担っていると考えられています。今回提示した試験結果で、不安、抑うつといった脳に関する状態の変化と、下剤摂取量などの腸の動きに関連する項目の変化、さらに腸内フローラの変動が同時に起こっていることは、まさに脳腸相関の存在を示す明確な証拠と言っていいでしょう。

植物性乳酸菌で腸の老化が防げる

特に女性は、便通が悪化すると、顔の吹き出物やニキビの数が増えたり、肌が荒れたりするなど、皮膚の調子が悪化することを実感している方は多いはずです。吹き出物やニキビの痕《あと》は炎症後の色素沈着でシミになるので、見た目に影響することは言うまでもありません。皮膚科の医師の中には、便通を改善するとニキビの治りが早くなると考えている人もいるのですが、このことを科学的に検証した例はありませんでした。

そこで、私は、便通改善効果が確認されている植物性乳酸菌を摂取することが、ニキビにどのような影響を与えるのかを調べてみました（東京都多摩市の小沢皮膚科クリニックにて施行）。

試験は、便秘を自覚するニキビの患者さん（20人）を対象とし、この人たちを無作為に、植物性乳酸菌を摂取する群（摂取群）と摂取しない群（非摂取群）とに分け、以下のような生活をしてもらいました。

どちらの群の患者さんに対しても抗菌性の外用薬を処方し、通常の生活を1週間続けた後、植物性乳酸菌摂取群には、生きた植物性乳酸菌（ラブレ菌）を含有するカプセルを1日1カプセル、4週間にわたって連日摂取してもらい、非摂取群には通常の生活をそのまま継続してもらいました。

さて、試験をすべて完了した摂取群7人と非摂取群7人について結果を解析したところ、非摂取群では排便回数に変化がなかったのに対し、植物性乳酸菌摂取群では摂取期間中の排便回数が増加し、便秘の改善を認めました。

一方、ニキビについては、抗菌性の外用薬を全員が使用していましたので、非摂取群でも、ニキビの減少が認められましたが、摂取群では明らかにそれ以上にニキビが減少したのです（図7）。

いままで、腸内環境が悪化（便秘が悪化）し、老廃物が全身にまわるようになるとニキビが増加するということは、医師としての経験からもわかっていました

図７　植物性乳酸菌摂取によるニキビの減少率

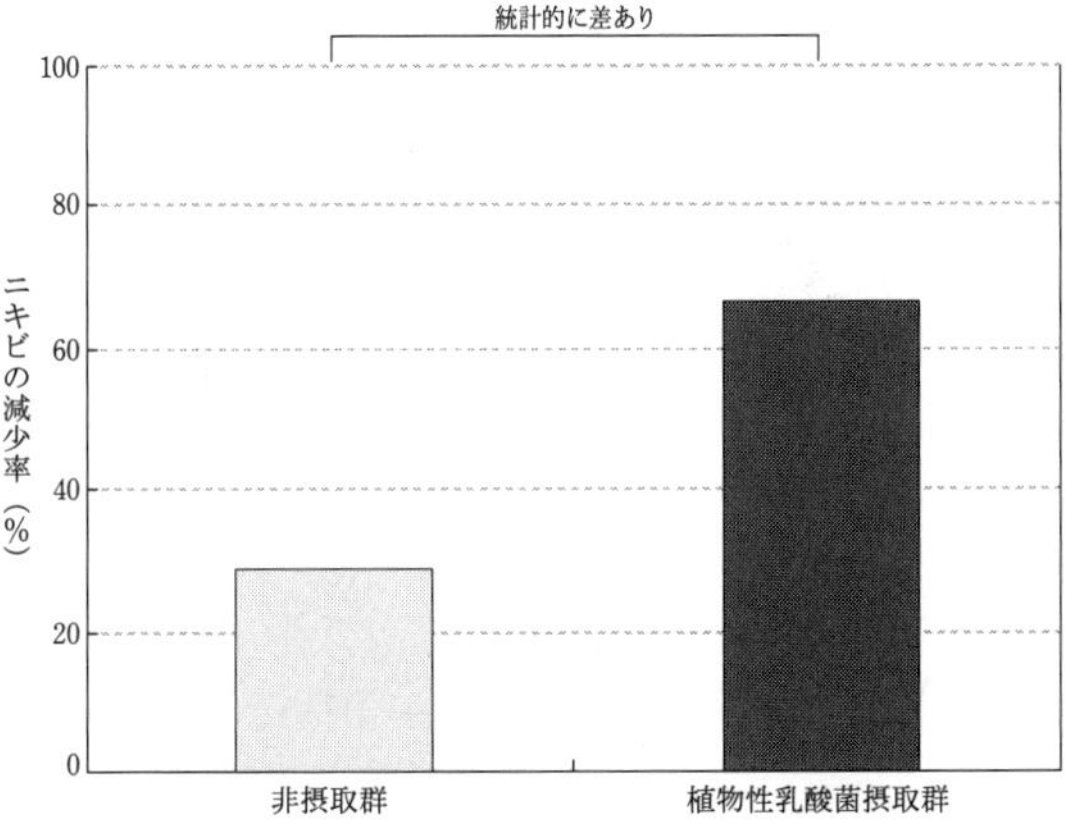

が、実際に植物性乳酸菌を摂取して腸内環境をよくして腸機能の衰えを防げば、皮膚の状況（見た目）も改善するということが科学的に判明したのです。

また最近のカゴメ株式会社イノベーション本部の脇尚子らの研究によると、植物性乳酸菌を含有する飲料水の摂取により、皮膚の角質水分量が有意に増加し、さらに腸内フローラで善玉菌が増加することが明らかになりました。

つまり植物性乳酸菌は、腸内環境を改善し、結果的に見た目の改善にも効果的だったのです。これも「見た目は腸から」という私の提言を裏づけるものと言っていいでしょう。見た目は、腸内環境が悪化すると悪くなるのです。

また、毎日の食事内容の影響で腸内環境が悪化すると、ビフィズス菌などの善玉菌が減少し、腸内細菌が産生したフェノール類などが腸管に吸収され、これが血流を介して皮膚に蓄積します。その結果、皮膚の表皮細胞の正常な分化に変調をきたすなどして、皮膚の乾燥を引き起こすことがわかっています。

このように、見た目は日頃の生活習慣の集積とも言えるものですから、シミやシワの原因になる肉や乳製品の摂り過ぎを控え、食物繊維や植物性乳酸菌、野菜を多く摂って腸内環境の改善を図り、一方で、紫外線対策を講じるなど、毎日の心がけが何よりも重要になってくるのです。

動物性乳酸菌の効果

動物性乳酸菌が、皮膚にプラスの作用を及ぼすという研究報告もあります。この研究は、東京女子医科大学教授である川島眞先生によるもので、動物性乳酸菌を含有する代表的食材であるヨーグルトが、腸と皮膚にどのように影響するのかということを調べたものです（『皮膚に聴くからだとこころ』川島眞著、ＰＨＰ新書より）。

川島先生は、慢性便秘症の20～39歳の女性で、皮膚に乾燥がある56人を対象に、動物性乳酸菌のＬＢ81乳酸菌を使用したヨーグルトを摂取するグループと、このヨーグルトにコラーゲンペプチド（ペプシンという酵素で低分子化したコラーゲン）とセラミド（角質細胞間脂質の成分）を配合したヨーグルトを摂取するグループに分け、各々１２０㎖ずつ１日２回、４週間摂取してもらいました。

その結果、いずれのグループも摂取後には便秘の症状が改善し、皮膚の弾力性や乾燥、鱗屑《りんせつ》（角質がはがれる皮膚病の一種）の程度も改善が見られました。

また、伊澤佳久平らの研究によると、動物性乳酸菌の摂取により排便回数が増加し、同時に皮膚の保湿機能が改善したという報告もあります。そのメカニズムは、腸内環境が改善した結果、一部の腸内細菌が産生する腐敗産物が腸管内で吸収され、これらが皮膚に到達することを防ぎ、さらに、皮膚を構成する角化細胞の分化を阻害するためと考えられています。

つまり、動物性乳酸菌を含有するヨーグルトを日々摂取することは、見た目のよさにつながっていくことが提示されたのです。加えてコラーゲンペプチドとセラミドを含有するヨーグルトを摂取したグループでは、皮膚のキメの密度までも有意に改善していたそうです。

さらに川島先生は、次のような興味深い検討を行なっています。プロフェック®という発酵飲料と、プラセボ酸性飲料（プロフェックの入っていない酸性飲料）を120㎖ずつ、1日1回、4週間摂取した場合、プロフェックを摂取した群の方が、便秘症状、便中のビフィズス菌数、シミ、皮膚の角質水分量、キメの細かさなどが改善されたのです。プラセボ摂取群では、これらの効果は認められませんでした。

以上のように、腸内環境と皮膚の乾燥や水分量に関係があることが明確になったのです。川島先生は、「腸内細菌叢のバランスが整うことによって、腸内の有害物質が減少し、血液から皮膚へ移行する有害物質の数も減り、皮膚機能も改善する、ということは確かだろう」と述べています（前掲書）。

こうした研究内容から、私がこれまでに紹介した、水溶性食物繊維（ポリデキストロース）や植物性乳酸菌（ラブレ菌）の試験結果と同一の方向性、つまり腸が見た目に影響を与えていることを示していることがおわかりいただけるでしょう。

ビフィズス菌の知られざる効能

日本で売り出されているヨーグルトは７５００種類以上もあり、ビフィズス菌など、さまざまな菌が入っていることをうたっています。

人間の腸の中には、数百種類、数百兆個以上の細菌がすんでいると言われています。腸が元気で健康ならば、腸内フローラは人の体にいい影響を及ぼす善玉菌20％、腐敗産物を作り出す悪玉菌10％、腸内で優位な菌の味方につく日和見菌70％の割合を保っています。

ところが、現代人の日常は、不規則な生活、過度のストレス、抗生物質の服用、脂肪（肉）の多い食事など、腸内フローラのバランスを崩す要素であふれています。

そこで、ヨーグルトなどを摂ることで、意識的に善玉菌である乳酸菌やビフィズス菌が減少しないように心がける必要があるのです。

　ビフィズス菌は、1899年にパスツール研究所のティシエ博士によって授乳期の赤ちゃんの便から発見されました。一般的に、出生直後の赤ちゃんの腸内には、菌がまったく棲息していませんが、1週間後には赤ちゃんの腸内のほとんどがビフィズス菌で占められます。母乳を飲んでいる頃の赤ちゃんが便通障害と無縁と言われているのは、ビフィズス菌によって腸が守られているからなのです。

　その後、離乳が始まる頃からビフィズス菌は徐々に減少し始め、成年期には安定するものの、加齢（腸の老化）とともに再び減少していきます（図8）。善玉菌であるビフィズス菌が減少すると悪玉菌が増加し、アンモニアなどの腐敗産物が増加することにつながります。

　乳酸菌も重要ですが、ビフィズス菌の最大の特徴は、人の腸内に最も多くすんでいる有用な菌だということです。乳酸菌の数は、ビフィズス菌の約1万分の1から100分の1以下しかありません。乳酸菌は糖を分解して乳酸を作りますが、ビフィズス菌は乳酸以外にも酢酸を作り出し、腸内を酸性にして腸内環境を改善します。

図8　加齢とともにビフィズス菌は減少する

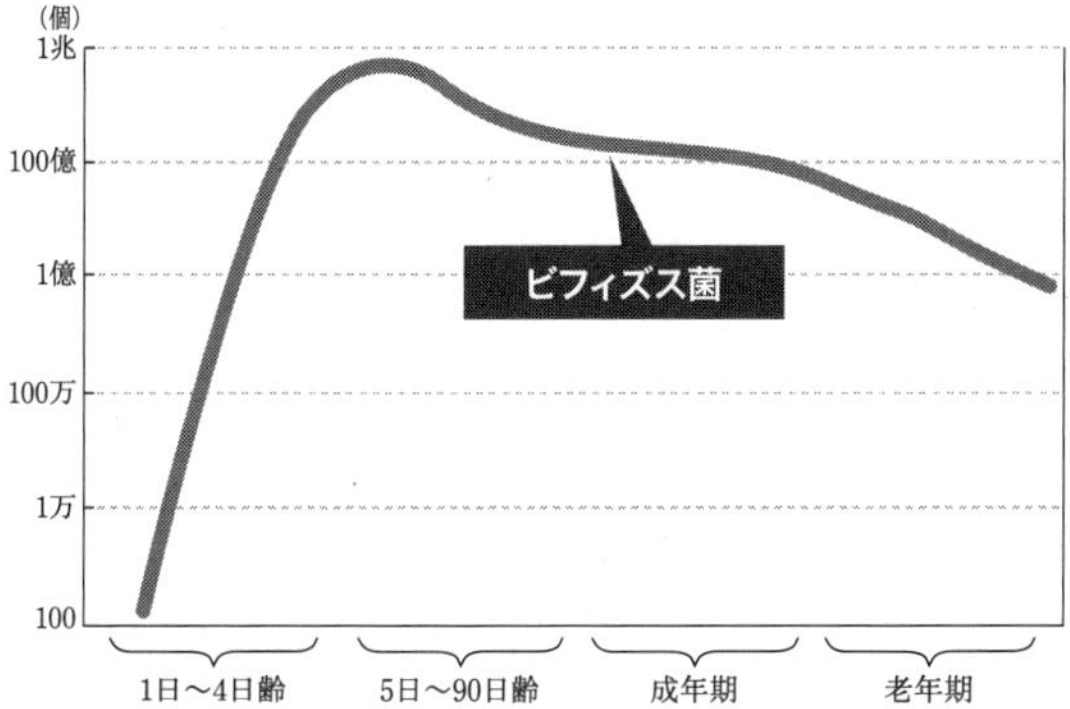

注)「Mitsuoka.T. und Hayakawa. K., Zei. Bakterol. Hyg. I. Abt. Orig.(1973)」の記述をもとに改定

また、ビフィズス菌は、酸素があると生育できない（偏性嫌気性）のですが、乳酸菌は酸素があっても生育できる（通性嫌気性）と言われています。

ビフィズス菌は、生体内で増加させることがむずかしいので、不足分は外から摂り入れる必要があり、日本では、ビフィズス菌製剤であるビオフェルミン®などが大正時代から開発生産されています。また、ビフィズス菌の栄養分となるオリゴ糖も、甘味料の一種として広く知られるようになりました。

腸内環境をよくするためにも、ビフィズス菌製剤やビフィズス菌含有ヨーグルト、オリゴ糖を上手に日常生活に取り入れていくことも、腸の老化を防ぐ上で重要と言えます。たとえば、和食の料理で甘じょっぱい味付けにしたければ、皮膚の老化に関与する糖化ストレスをもたらす砂糖の代わりに、オリゴ糖を使えばよいのです。オリゴ糖は難消化性なので摂取しても血糖値が上がらず、さらに腸ではビフィズス菌のエサになって腸内環境を改善するので一挙両得です。腸内環境がよくなれば、シミ、シワなど肌トラブルの解消によい効果をもたらし、見た目の改善にもつながるのは何度も述べたとおりです。

甘酒は腸にも肌にもよい

江戸時代、甘酒は夏バテ予防に飲まれていましたが、最近ではその美肌効果(皮膚の状況の改善)や、腸によい発酵食として注目されています。

甘酒には米麹甘酒と酒粕甘酒の2種類がありますが、1990年代に、甘酒などに含まれる麹菌から産生される酸性プロテアーゼという酵素が、ビフィズス菌を増加させる因子であることが報告され、さらに近年では、動物実験ではありますが、甘酒が腸内環境をよくするというデータが示されました。

そこで私は、甘酒の人間への効果を実際に調査してみることにしました。私のクリニックの慢性便秘症の女性患者さん19人に、１日１本（１９０㎖）の甘酒を30日間飲んでいただきました。その結果、19人中18人が便通の改善、排便回数の増加、酸化マグネシウム製剤の服用量の減少などの効果が認められたのです。

さらに私は、森永製菓株式会社との共同研究で、甘酒はビフィズス菌を増加させることを明らかにしています。加えて、同じ甘酒でも、酒粕と米麹で作った甘酒のほうが、米麹だけで作った甘酒よりもビフィズス菌をより増加させることも判明したのです。

また、伊藤真理子らの研究によれば、甘酒の摂取によって、毛穴の形状（たるみなど）、皮膚の粘弾性（皮膚の伸長・退縮後の復元率）がよくなることがわかっています。甘酒で皮膚の張り感が強くなる、つまり、肌が若返り、見た目がよくなることが判明したのです。

図9　食品のポリフェノール含有量

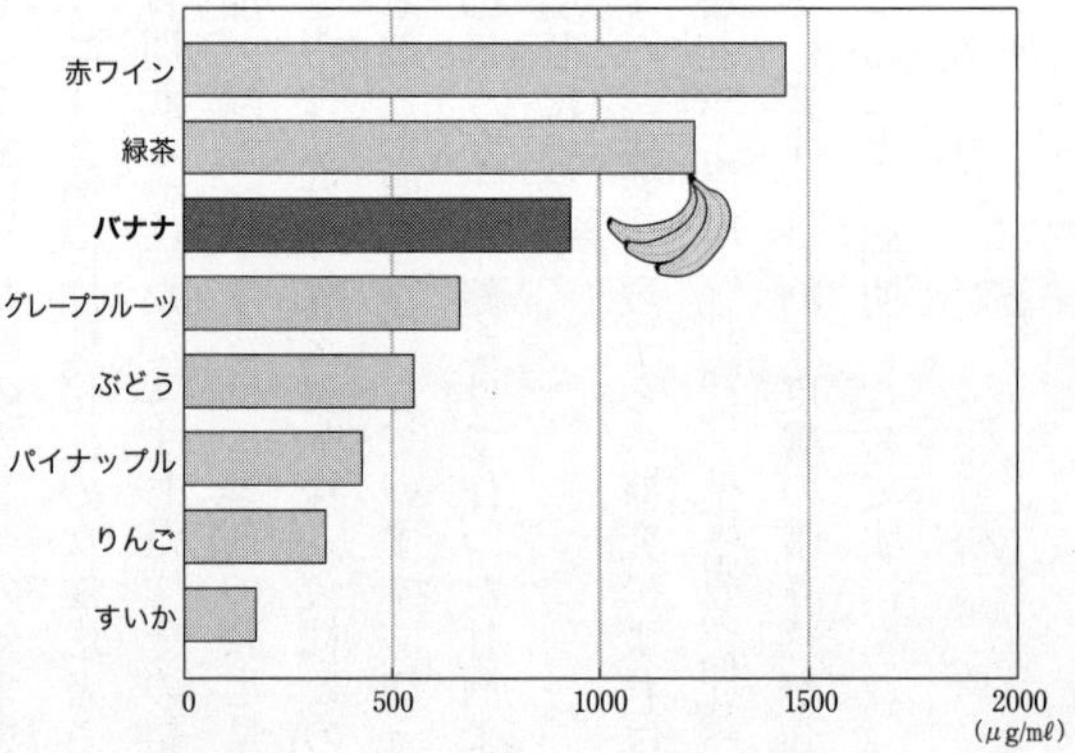

出典：日本癌学会発表データより

バナナのスローエイジング効果

ここで一般の食材に目を向けてみましょう。

私は、以前からバナナの見た目効果に注目してきました。バナナは、スローエイジングに欠かせない、次のような栄養素を含んでいるからです。

①免疫力をアップするポリフェノール（図9）
②便秘にいい食物繊維（図10）
③新陳代謝を高めるマグネシウム
④腸内環境を整えるフラクトオリゴ糖

図10　可食部100gあたりの食物繊維含有量

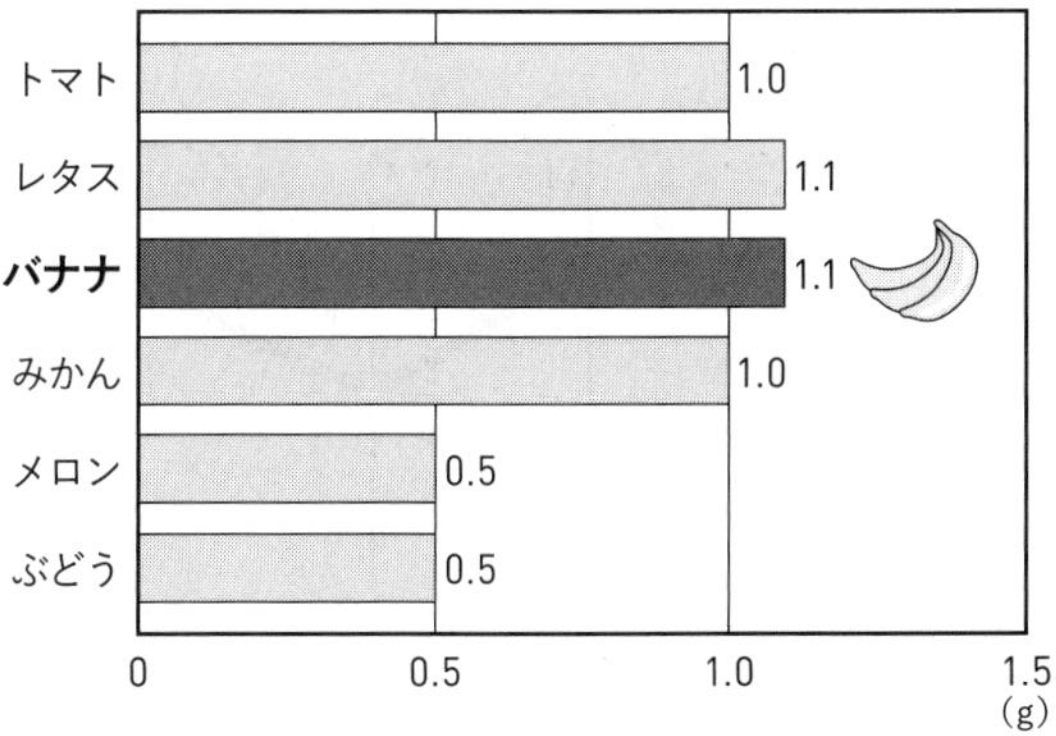

出典：八訂日本食品標準成分表より

⑤血圧を下げむくみを防ぐカリウム
⑥みずみずしい肌を作るビタミンC
⑦細胞の再生を助けるビタミンB群

そこで私は、日本バナナ輸入組合の協力を得て、次のような調査を行ないました。

バナナを、1日2本（約200g）、30日間摂取していただき、皮膚や腹部の自覚症状、排便状況の変化を調べるとともに、皮膚の画像診断と弾力性測定を行ないました。対象者は30～49歳の女性で、皮膚水分値が低い21例を対象としました。なお、本試験はヘルシンキ宣言のもとに施行しています。

図11　バナナで腹囲が減少

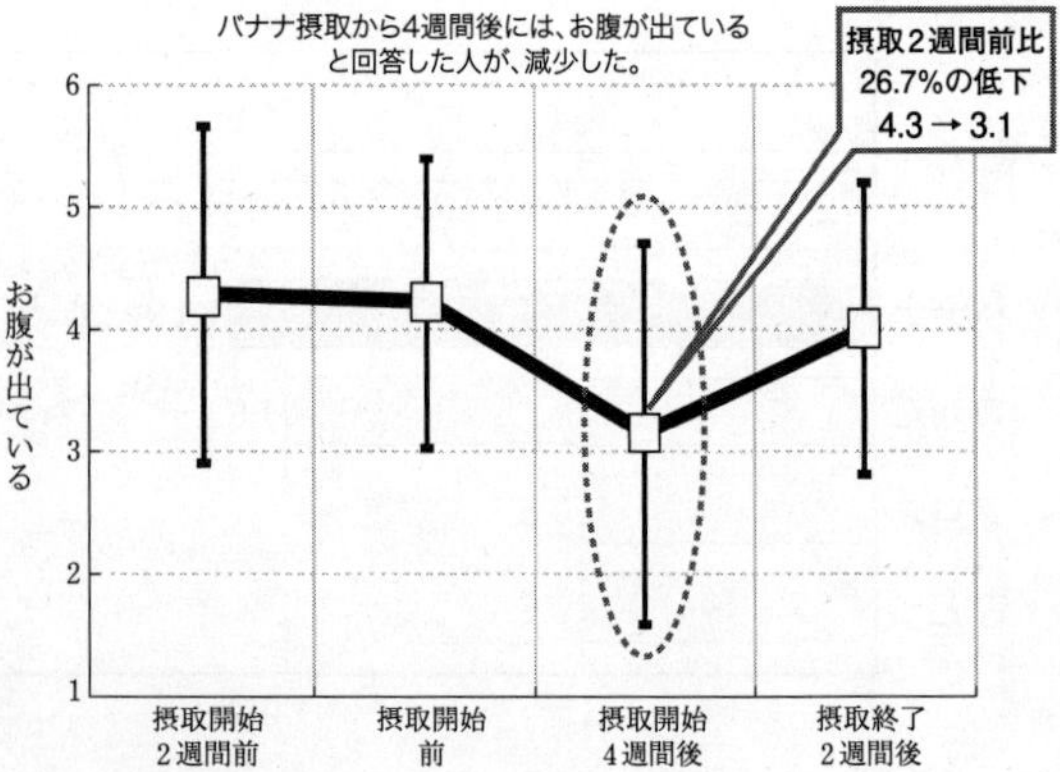

出典：藤井恵著、松生恒夫監修『バナナで10歳若返り！』（主婦と生活社）より

その結果、バナナ摂取4週間後には、「1日1回」排便した人の割合が増加し、同時に、「排便なし」は横ばいに、「1日2回」は減少傾向になりました。量も増える傾向にあり、「1日1回どっさり出る」という質のよい排便習慣がつくことがわかりました。

また、バナナの摂取期間中、排便量の増加とともに腹囲の減少傾向を認めました（図11）。ウエストがすっきりしてきたのです。さらには、皮膚の水分、油分、弾力などの値が有意に改善することが判明しました（図12）。

水分に関しては、バナナ摂取開始2週間前と比較して、バナナ摂取開始4

図12　バナナで肌の水分、油分、弾力が改善

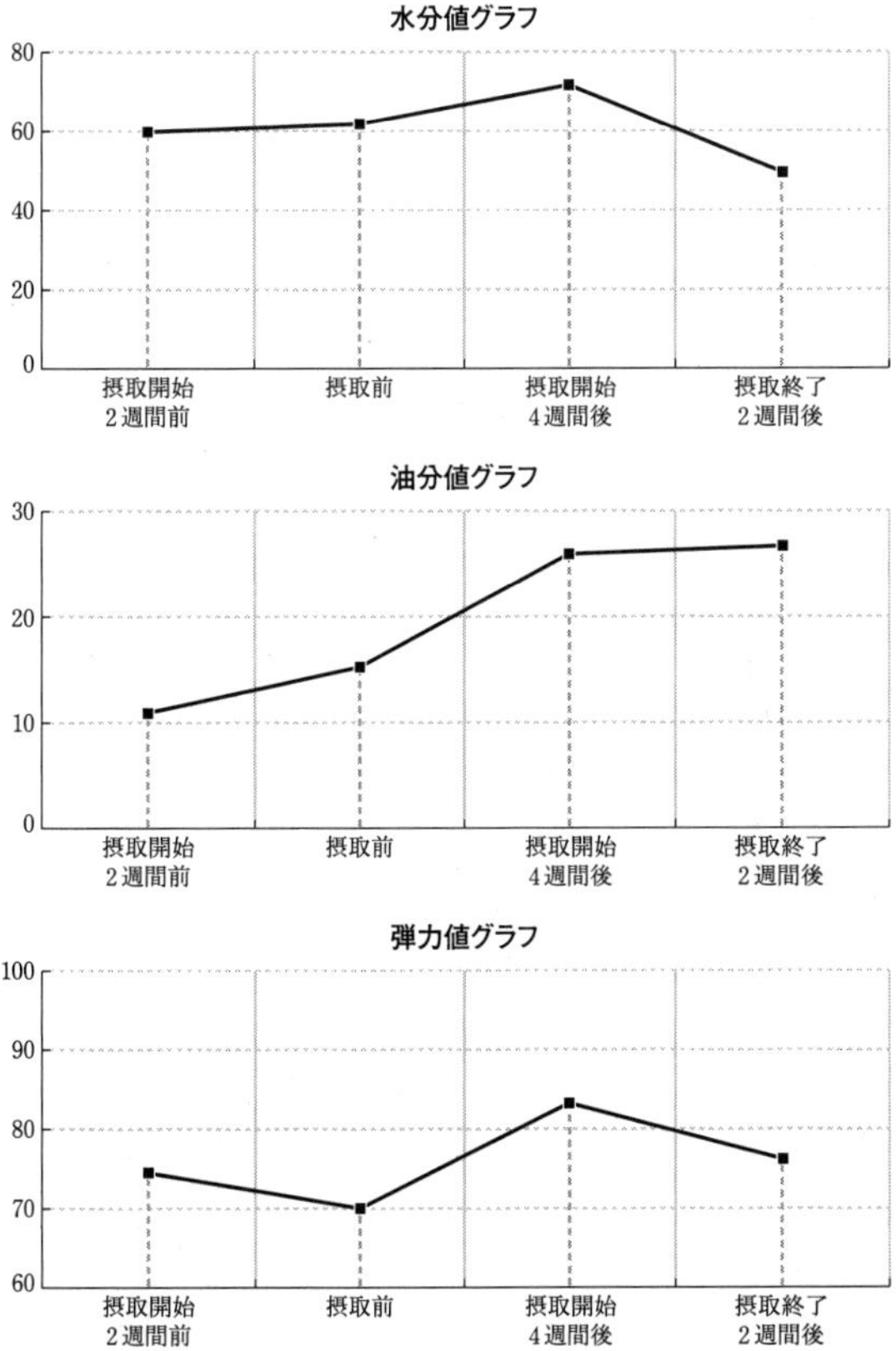

出典：藤井恵著、松生恒夫監修『バナナで10歳若返り！』（主婦と生活社）より

週間後には有意に増加しましたが、摂取を中止した2週間後には、水分が有意に減少したことから、バナナの肌に対する保湿＝しっとり効果がうかがえます。

以上の調査結果から、バナナで腸内環境がよくなると皮膚の水分量が増加するということがわかりますが、見方を変えれば、食事因子の改善で皮膚の見た目の老化予防ができるということでもあります。腸内環境がよくなって腸の機能が回復すれば、見た目の老化予防につながるのです。これらのデータも、「見た目は腸から」という私の説を証明していると言ってよいでしょう。

最後に、バナナのパワーをさらに引き出す食べ方をお教えしましょう。バナナを8等分に切って、それにエキストラバージン・オリーブオイルを大さじ1杯かけるのです。バナナの甘みと、エキストラバージン・オリーブオイルの持つ辛みがブレンドされてビタースウィートな味になり、おいしく食べられます。

バナナによる皮膚へのスローエイジング効果に加えて、エキストラバージン・オリーブオイルの持つ4つの抗酸化物質（ポリフェノール、オレイン酸、葉緑素、ビタミンE）の作用、およびオレイン酸の持つ消化管を活性化させる作用（排便力を増加させて、便秘を改善し、腹囲の減少、さらには腹部の見た目の改善にも

図13 見た目がよくなるプロセス

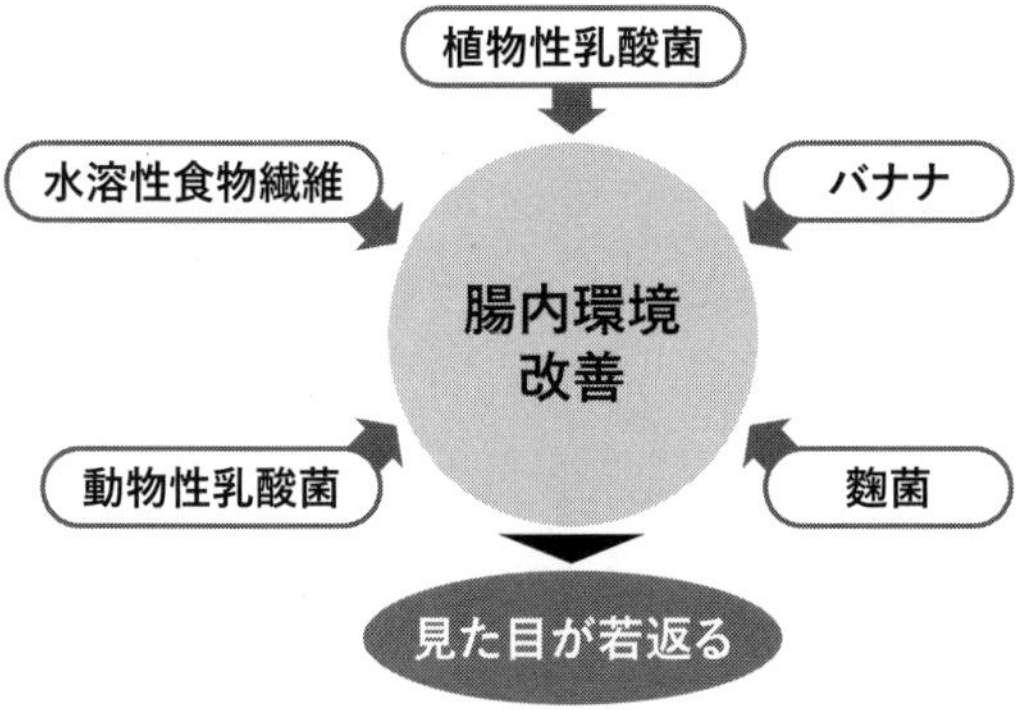

つながる）が加わり、バナナのパワーはさらに大きくなるのです。

以上、水溶性食物繊維（ポリデキストロース）、植物性乳酸菌（ラブレ菌）、動物性乳酸菌、麹菌、バナナなどによる腸内環境の変化と見た目への影響について述べてきましたが、いずれの場合も、腸内環境がよくなると、肌や表情、お腹まわりなどを含めた見た目がよくなるということがおわかりいただけたと思います。

腸内環境が、見た目のすべてに関与するわけではなく、他の要因（たとえば紫外線など）もありますが、大きな影響を与えていることは間違いありません（図13）。

第4章

スローエイジングとしての〝菜食主義〟のすすめ

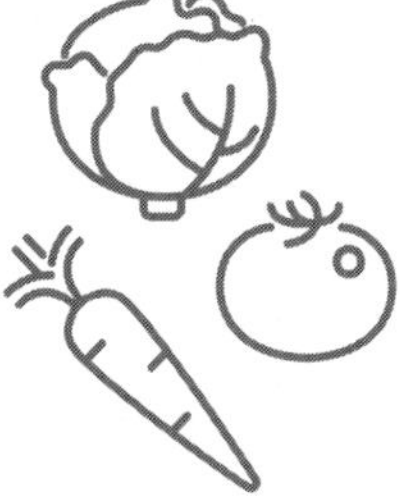

脂肪を摂り過ぎると大腸がんになる？

１９６０年代にワインダーらが行なった7カ国を対象とした研究をもとに、日本、イギリス、イタリアなどを含む18カ国の国々の脂肪摂取量と結腸がん死亡数を示した報告があります。１９７５年の『キャンサー・リサーチ（*Cancer Research*）』誌に発表されました。

それによると、１９６０年代の日本人１人１日あたりの平均的脂肪摂取量は、約18g前後で、結腸がん死亡数も人口10万人あたり２・８人と非常に低値でした。一方、イギリスでは、１人１日あたりの平均的脂肪摂取量は約62g、結腸がん死亡数は人口10万人あたり12・８人で、日本と比べて脂肪摂取量、結腸がん死亡数ともに大幅に上まわっていました。

ここから脂肪摂取量と結腸がん発生の因果関係が疑われるのですが、現実はそう単純ではありません。イタリアのデータでは、１人１日あたりの平均脂肪摂取量が50gと比較的高い値であるにもかかわらず、結腸がんの死亡数は８・５人と、イギリスよりも明らかに低値だったのです。

これはどういうことかと言うと、摂っている脂肪分の種類に違いがあったのです。すなわちイタリアでは、食事で使う油にオリーブオイルを多く使っていたために、脂肪摂取量が比較的多かったにもかかわらず、大腸（直腸・結腸）がん死亡率はそれほど高くなかった、ということがわかったのです。

また、Ｆ・フィダンツァらは、ヨーロッパの地中海地域５カ国（イタリア、スペインなど）と非地中海地域５カ国で、当時40～59歳だった1万人の男性を対象に調査を行ないました。その15年後に再調査し、全死因、冠動脈疾患（ＣＨＤ）、非冠動脈疾患（非ＣＨＤ）による死亡率を比較したところ、ヨーロッパの非地中海地域の心臓疾患や大腸がんの死亡率が高値だったのです。

このことは、バターやベーコンの脂身、ラード、脂肪の多い肉類、チーズ、ケーキなどを比較的多く摂取するヨーロッパの非地中海地域、つまりイギリス、ドイツなどの北ヨーロッパ地域では、オリーブオイル、穀物、野菜、果実を多く摂る「地中海式食生活」を営んでいる南イタリア、スペイン、ギリシャなどと比較して、心臓疾患や大腸がんになりやすいことを示しているのです。

オックスフォード・ベジタリアン・スタディ

イギリスは肉食、乳製品摂取を中心とする国でしたが、1980年代後半の狂牛病騒動以降、肉食が年々減少傾向を認めました。その反動として、菜食主義者（ベジタリアン）が増加することになったのです。ギャラップ社の調査では、イギリスの菜食主義者の比率は、1980年代では2％前後であったのが、1995年には4・5％にもなっているのです。

イギリスの菜食主義は、肉類を摂取しないかわりに植物性タンパク質の食品を摂るのが特徴です。したがって植物性タンパク質の食材の人気が上昇し、1988年から1991年の間だけでも売り上げが3倍になったというから驚きです。

では、イギリスにおいて少なからぬ数の人が菜食主義になった結果、実際に健康にどんな影響があったのでしょうか。

菜食主義者の調査研究で最も有名なのは、オックスフォード大学のポール・アプレビィらによるものです（出典：Am. J. Clin. *Nutr.* *1999*; *70*〈suppl〉: 525S～31S)。これは、『オックスフォード・ベジタリアン・スタディ』と呼ばれ、菜食主義者６０００人と非菜食主義者５０００人を、12年間にわたって調査し続け、比較検討しています。これほどまとまった菜食主義者に関する検討はあまり例がなく、多数例の解析であるため信憑性の高いデータであると考えられます。

その結果、「ヴィーガン」と呼ばれる、肉類、乳製品などをまったく摂らない菜食主義者は、非菜食主義者で肉類を摂取する群の人よりもＬＤＬコレステロール（悪玉コレステロール）の値が低いことがわかりました。また、「ペスクタリアン」と呼ばれる、肉類は摂らないが魚を摂取する菜食主義者の群でも、同様にＬＤＬコレステロール値が低いことが認められました。

また、肉類とチーズは総コレステロール値の増加に関与し、食物繊維摂取は総コレステロール値低下に関与していることも、指摘されました。

この研究によると、ヴィーガンの男性の１日のコレステロール摂取量は７㎎と低く、一方、食物繊維摂取量は55・３ｇと高かったのです。逆に、肉類摂取の非菜食主義者（男性）では、コレステロール摂取量は、１日３０６㎎と比較的高く、１日の食物繊維摂取量は35・０ｇと比較的低い値でした。

さらに12年間の経過観察でわかったことは、菜食主義者の方が、肉類を摂取する群より、虚血性心疾患や悪性新生物（大腸がんなど）の発症が低値であることです。

この結果は、動物性脂肪、飽和脂肪酸の摂取が、これらの疾患の危険因子であることを示しています。

ポール・アプレビィらオックスフォード大学の研究者たちは、その後、菜食主義者と大腸がんに関する研究（２００４年）を発表していますので、次に紹介したいと思います（出典：*British Journal of Cancer*〈2004〉90, 118～121）。

ここでは、菜食主義者４６５３人（男性１５９７人、女性３０５６人）、非菜食主義者６３４５人（男性２５６５人、女性３７８０人）に17年間にわたって調査を行なっています。いずれの群も、調査開始時の平均年齢は33歳でした。つまり17年後ですから平均年齢50歳で、大腸がんの発症に差があるかどうかを見ているのです。

結果的には、菜食主義者の群で４６５３人中に39人（０・83％）、非菜食主義者の群では６３４５人中に56人（０・88％）となりました。ベジタリアン食と非ベジタリアン食では、大腸がんの発症率は、ややベジタリアン食の方が低いのですが、明確な差は認められませんでした。

だからといって、菜食主義と大腸がんの発症は無関係というわけではありません。彼らは、個々の食材と大腸がんのリスクについても検討しています。

それによると、肉類を食べない群よりも食べる群の方がリスクが増すこと、魚に関しては、１週間に1回以上食べる群よりも1回以下の方がリスクがやや増加していることがわかりました。また、新鮮な果実を週に10回前後摂取していると危険率が低下すること、野菜に関しても多く摂取している方がリスクが低下するとしています。

また、ライ麦パンを食べていた方がリスクが低下することも明らかにしています。

つまり、大腸がんの発症のリスクを低下させるという意味では、「ベジタリアン食」の方が有利だということがわかったのです。

ポール・マッカートニーの〝穏やかな菜食主義〟

ところで私は、50年以上も前からポップ・ミュージックのファンで、さまざまなライブを見てきました。中でも印象に残っているのが、元ビートルズのポール・マッカートニーのコンサートです。ポール・マッカートニーは1942年生まれで、一般常識で考えれば、ロックコンサートを行なうことなど、かなり困難になる年齢とも言えるのです。

私は2013年11月の来日時に会場へ足を運びましたが、なんと約3時間にわたって、ほとんどとぎれることもなく30曲以上もの曲を、ギター、ベース、ピアノなどを弾きながら歌いきり、すばらしいステージを披露してくれました。体のラインもしまっていて、顔の表情も若々しく、声もとおって声量の衰えも感じられませんでした。いったい、ポールの若さはどこからくるのでしょうか。

実は、ポールは菜食主義者として知られています。2013年の来日公演の時の公式パンフレットの中に、彼が菜食主義について書いた文章があるので、少し長くなりますが一部を引用します。ポールの先妻であるリンダ・マッカートニーの項の中で、彼はこう述べています。

「リンダ・マッカートニー・フーズ（リンダ・マッカートニーが立ちあげたベジタリアンのブランド）は、この20年間で、どれだけ菜食主義が変化したかという調査をすることにしました。その結果は、素晴らしいものでした。かつては冷やかしの対象だったライフスタイルが、いまや、世界有数のトレンドとなっているのです。有名なシェフもミートフリーの料理をメニューに入れています。また、英国だけでも2年後には菜食主義者が2倍となるだろうという調査結果がでました。お肉を食べることが健康や環境に影響を与えていると気づいた人たちの間で〝穏やかな菜食主義〟が広がってきているからです。こういった流れが生まれた要因は、『健康と環境問題について消費者を教育しようとする大きな力が働いたことと、世界的に有名なシェフがこのムーブメントに参加してきたことによる』と専門家は分析しています。

　1月にこの調査結果を発表した時の反響は絶大で、全国紙に掲載され、ツイッター、フェイスブックで話題となったのです。菜食主義がいかに時事的で大切な主張であるかを物語っています。僕は長い間、肉を食べていませんので、ベジタリアンにおける立場の変化を直接、見てきました。20年前でも、ベジタリアンが選べるものが少なくて大変でした。しかし、今では、ベジタリアンの食事も増えて選ぶことができます。ベジタリアンであることがより広く受け入れられるようになりました。

僕たち家族はみんな、リンダの40年前の価値観や信念が、多くの人に受け入れられるようになって非常に嬉しく思っています。僕たちはリンダのヴィジョンをサポートし、菜食主義やミートフリーの生活にとって健全な未来を実現するために中心的な役割を果たすことにコミットしています。

僕ら家族はみんな、リンダのおかげで多くの知りあいがベジタリアンになりました。僕達が夢に見てきたことがあります。ドライブの途中で、食事をしようとした時に、ベジタリアンが食べられるものが普通にあればいいなと思っていたのです。いま、それが実現しました！　リンダが最初に菜食主義のために食品を出した時には、彼女がパイオニアでした。食品業界で選択の自由があるという革命が起きたのです。これを、僕たちはこれから発展させ続けていきたいと思います」

最後に、ポールの直筆のサインが記されています。ポールの思いがこもった文章です。ポールは、ベジタリアンになることを選択して実に50年以上にもなります。その結果が、彼の若々しい見た目と、はつらつとした元気さに表れているというわけです。

ポールが述べた〝穏やかな菜食主義〟とは、なんとも適切で素敵な表現だと私は思います。

肉を完全にやめるのはかえってよくない

ポール・マッカートニーは、１９７０年頃から、動物愛護の観点により、菜食主義者になりました。それからのポールは、特にメタボリック・シンドロームを伴うような肥満体にはなっておらず、現在も若い頃のスタイルをキープしているように見えます。

日本でベジタリアンと言うと、以前は、一部の熱狂的な人たちが行なっているというマイナーなイメージでしたが、最近の玄米菜食主義（マクロビオティック）のブームなどもあって、若い世代にも受けいれられやすい状況になっています。イギリスでも、日本と同様に高齢者の肥満やメタボリック・シンドロームが問題となっており、前述のように菜食主義人口も徐々に増加しつつあります。

ポールは、ベジタリアンになってから、動物の肉の摂取をまったくやめてしまいました。彼の主張は、動物、特に牛を食べなければ、牛を育てるための飼料も節約できるし、さらには牛の放つゲップ（二酸化炭素の排出源となり、地球温暖化を進める一因）も削減できるので、「エコ」にもつながるというものです。

また、ポールは娘のメアリー・マッカートニーやステラ・マッカートニーとともに「ミート・フリー・マンデー（Meat Free Monday）」（毎週月曜日は肉食を控えよう）という運動も行なっています。彼のライブステージのスクリーンには、「ゴー・ベジー（Go Veggie）」（菜食主義者になろう）という言葉がしばしば映し出されるそうです。

日本人の以前の食事（いわゆる和食）は、肉類や乳製品が少なく、穀物、野菜、魚などが中心の食事でしたが、最近では、高齢者も含め、肉類、乳製品の摂取が増加しています。できあいの惣菜や宅配の弁当、いわゆるコンビニ食、ファミリー・レストランの食事を利用する頻度が高まった影響もあるでしょうが、いずれにしても、「ゴー・ベジー」とは真逆の傾向です。

ただ私は、ポールのような１００％のベジタリアンになりましょう、と主張するつもりはありません。逆に肉を徹底して断ってしまうと、健康を損なうリスクが生じます。本当に〝穏やかな〟菜食主義でいいのです。

たとえば、作るのはちょっとたいへんかもしれませんが、大麦入りのごはん（大麦が1、米が3の割合が食べやすい）、具だくさんの味噌汁をベースに、夕食時の主菜として、魚を摂るようにするだけでもいいと思います。さらに食物繊維などが普通の大麦よりも豊富なスーパー大麦ごはんもおすすめです。

むしろ完全な菜食主義は、肉類を摂取しないことで、どうしてもタンパク質不足に陥る心配があります。低タンパク食は、筋肉の崩壊をまねき、免疫、特にリンパ球の栄養分であるグルタミンの枯渇をまねく可能性があるので注意が必要です。

そこで、タンパク質不足を魚の摂取で補えばよいのです。魚が摂れなければ、豆腐や納豆などの植物性タンパク質でもＯＫです。ただし、魚も含め、肉類の摂取を全部やめてしまうと、ビタミンB_6やビタミンB_{12}の欠乏につながる可能性もあることを頭に入れておいてください。

ミック・ジャガーの若さの秘密

もう一人のロック界の生きるレジェンド、ローリング・ストーンズのミック・ジャガー（1943年生まれ）についても触れておきましょう。彼も、穀物、野菜、果実を中心とした、ベジタリアン的生活を送っています。穀物や野菜ばかりでは、体力がもたないだろうと考える人もいると思いますが、ミックのライブ・パフォーマンスは、ポール以上にエネルギッシュで、ステージを縦横に動きまわり、歌いまくります。

ミック・ジャガーは、なぜあれだけスリムで、しかも80歳近くなっても体を激しく動かしながら歌い続けることができるのでしょうか。

ローリング・ストーンズの伝記などを読むと、若い頃のミックはドラッグを使用するなど、決して健康的な生活を送っていたとは思えないのですが、それがいつのまにか、ロックの過激なステージを続けるためか、健康志向となり、いまやベジタリアンの一人にあげられています。

２０１０年頃のイギリスの大衆新聞『デイリー・ミラー』に、ミック・ジャガーの当時の食生活に関する記事が載っていました。これを見ると、家にいる時は、お抱えのシェフが作った料理だけを１日３回きっちり食べ、間食は一切しないそうです。

メニューに関しては、全粒粉のパン、玄米や豆類、オーガニック栽培の野菜類が主体です。朝食後は肝油、にんじんとイチョウの葉のエキスを服用するとのこと。さらにツアー中は、ステージの運動量が急増して陸上選手並みになるため、開始４時間前にパスタ２人前を食べてしまうとか。

また、ミックの大好物はアボカドだそうです。アボカドにはオレイン酸や食物繊維が豊富に含まれ、大腸の健康にはおすすめの食材のひとつです。

あのスリムで躍動感あふれる肉体を維持する秘訣として、ベジタリアン生活以外にもうひとつあげておきたいのが、運動です。

ミックの父親は、セント・メアリーズ・カレッジの体育講師でした。その後、イギリス・スポーツ健康学の牽引者の一人として、アメリカで人気のあったバスケットボールを紹介する本を執筆し、さらにはイギリスのスポーツ評議会のメンバーにまでなった人です。つまり、ミックの父親はバリバリのスポーツマンだったのです。

父親は絶えずミックに対して運動をするようにすすめました。たとえば父親の監視のもとで、毎日午後になるとスクワットや腕立て伏せを数百回こなしたのち、庭を20～30周走らされたりしたそうです。

最近のミックの写真をながめると、見た目のスタイルは依然として細いのですが、顔のシワはより深くなったように見えます。これは、年齢的には多少はいたしかたのないことでしょう。それにしても、あのスリムでかつ健康的な体形にはびっくりです。

一説によると彼のウエストは、２０００年以降も68㎝を維持しているというのですから驚かされます。また、あるミュージシャンがミックをライブ会場に訪ねた時の話ですが、リハーサルの前に、なんと2時間以上にもわたって、歌いながら室内を動きまわっていたそうです。

そして、ミックは酒をほとんど飲まず、たばこも吸わないのだそうです。起床は朝6時、ツアー中は夜11時前に寝てしまうとのこと。

これらを考慮すると、医師の立場から見ても、ミックはこれからもメタボリック・シンドロームとはまったく無縁でいられそうです。さらには、大腸がんとも無縁と言ってよいかもしれません。

ポール・マッカートニーやミック・ジャガーは、その音楽のすばらしさばかりでなく、見た目の若さを維持することが、いくつになっても可能であることを私たちに示してくれているのです。

食物繊維はスローエイジングに欠かせない

菜食主義者の健康を支えている重要な要素として食物繊維があげられます。

ここでは、腸の健康、ひいてはスローエイジングに欠かせないと言われる食物繊維の最新情報をまとめておきましょう。

最近指摘されている食物繊維の機能には、次の7項目があります。

①排便力増加作用

食物繊維が便秘改善にいいことは、以前から指摘されていました。このことを科学的に明らかにしたのが、１９７０年前後に発表されたイギリスのバーキット博士の論文です。これによって、食物繊維の摂取量が少ないと便秘や大腸がんなどの腸内の疾患のリスクが高くなることが広く知られるようになりました。

②腸内フローラ改善作用

食物繊維は胃で分解されずに腸に入り、その一部は、乳酸菌やビフィズス菌のエサとなってこれらの菌を増殖させたあと、酪酸などの有機酸になります。この有機酸によって腸内は酸性になり、乳酸菌やビフィズス菌などの善玉菌にはいい生育環境となりますが、いわゆる悪玉菌であるクロストリジウム系の菌は生育しにくくなります。つまり善玉菌が増加し、悪玉菌が減少することになり、結果的に腸内フローラの細菌バランスがよくなるのです。

③過食抑制効果

食物繊維は胃内で膨張し、満腹感を生むため、食べ過ぎを防ぎます。

④血糖値上昇抑制効果

食物繊維は空腸でのグルコース（ブドウ糖）の吸収を緩慢にし、血糖値の上昇を抑えます。

⑤胆汁酸吸着機能

コレステロールを原料に肝臓で作られる胆汁酸は、腸内で脂肪の分解などに使われますが、余った分は肝臓に戻ります。食物繊維には腸内で胆汁酸を吸着して便として排泄する働きがあり、結果的に、肝臓に戻る胆汁酸が減ります。そのため、あらたに胆汁酸を作ろうとしてコレステロールの消費が増え、コレステロール値を下げることにつながるのです。

⑥吸着作用

食物繊維には、ある種の老廃物を吸着して便として排泄させる作用があります。

⑦免疫調節作用

大麦に含まれるβ－グルカン（水溶性食物繊維の一種）には、免疫に関与するT細胞やNK細胞を活性化するなど免疫力を高める作用があることが最近の動物実験で判明しています。

低糖質・高食物繊維の食材を見つけるFGI値

糖質の摂取量を抑える糖質制限ダイエット（低炭水化物ダイエット）があいかわらず人気です。糖質さえ制限すれば、あとは肉もアルコールもOKということで、ある意味で最も気軽で、お腹や気分の満足感も得やすいダイエット法と言えるかもしれません。

しかし、ここに大きな落とし穴があります。糖質制限ダイエットは腸ストレスの原因になるのです。

ごはんや麺類などの炭水化物は、食物繊維と糖質などから成り立っています（図14）。つまり、糖質は炭水化物の一部なのです。したがって、糖質を制限しようとして、炭水化物の摂取量を減らすと、結果的に食物繊維の摂取量を減少させてしまうことにつながります。糖質を控えるために炭水化物の摂取量を減らすと同時に、腸の健康に必要な食物繊維の摂取量を減らすことになってしまうのです。

もちろん糖質の摂り過ぎはダイエットにはよくありませんが、適量の糖質を摂りつつ、食物繊維を豊富に摂ることが、ダイエットにおいて腸ストレスを悪化さ

図14　炭水化物＝食物繊維＋糖質

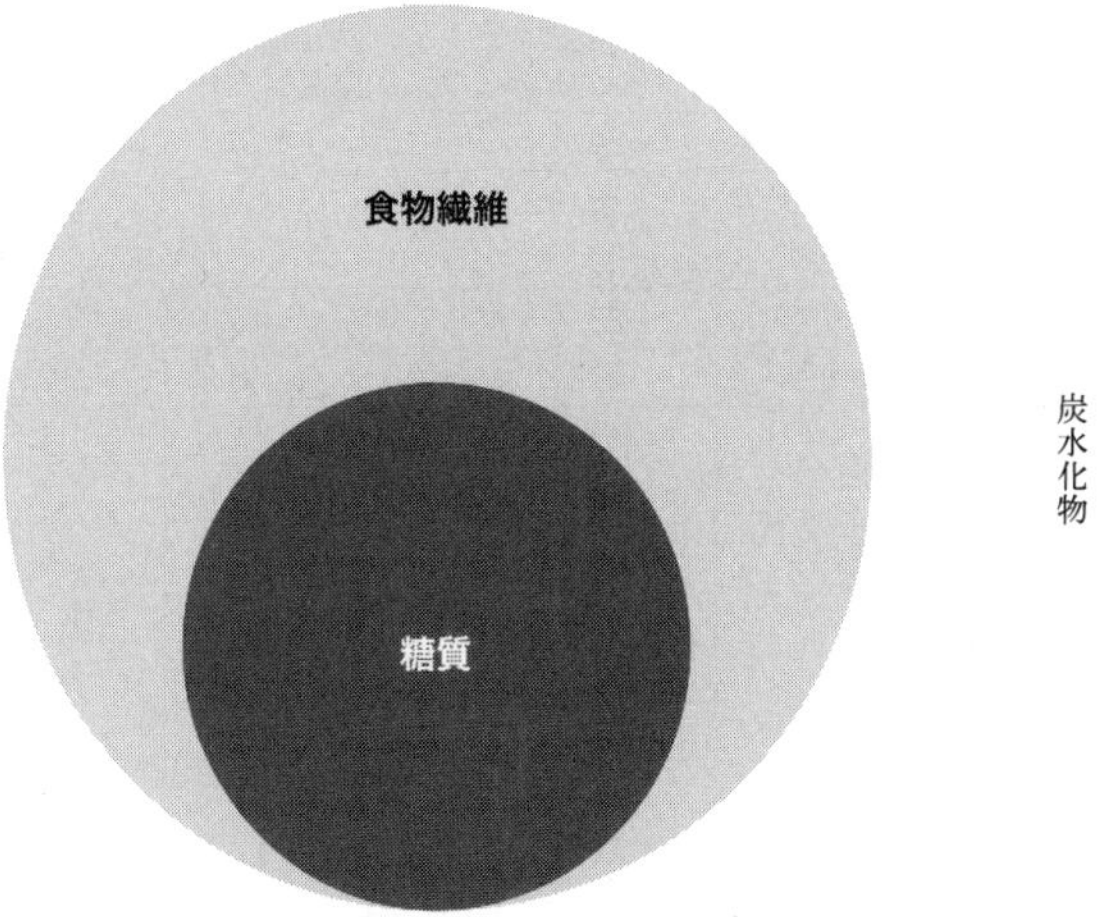

せない鉄則です。

つまり、糖質は少なく食物繊維は多い食材が、腸にやさしく、またダイエットにもよいことがわかります。そこで利用していただきたいのが「ファイバー・G・インデックス値（FGI値）」（表1）です。

これは私が考案したオリジナルの指標ですが、次の数式で計算します。

FGI値＝食材の利用可能炭水化物（g／単糖当量・おおむね糖質）÷食物繊維量（g）

kcal値、g数は、100gあたりの数値、小数点二位以下は四捨五入

	食品	エネルギー（kcal）	利用可能炭水化物（単糖当量g）	FGI値	総食物繊維（g）
野菜類	トマト	20	3.1	**3.1**	1.0
	なす（ゆで）	18	2.6	**1.2**	2.2
	ブロッコリー（ゆで）	30	1.3	**0.3**	4.3
	ほうれんそう（ゆで）	23	0.4	**0.1**	3.6
	大豆もやし（ゆで）	27	0.5	**0.2**	2.2
	レタス	11	1.7	**1.5**	1.1
	サラダ菜	10	0.7	**0.4**	1.8
	れんこん（ゆで）	66	14.2	**7.1**	2.0
果物類	アボカド	178	0.8	**0.1**	5.6
	いちご	31	6.1	**4.4**	1.4
	柿	63	13.3	**8.3**	1.6
	オレンジ（ネーブル）	48	8.3	**8.3**	1.0
	グレープフルーツ	40	7.5	**12.5**	0.6
	レモン	43	2.6	**0.5**	4.9
	キウイフルーツ	51	9.6	**3.7**	2.6
	梨	38	8.3	**9.2**	0.9
	パイナップル	54	12.6	**10.5**	1.2
	バナナ	40	19.4	**17.6**	1.1
	ぶどう	58	14.4	**28.8**	0.5
	メロン	40	9.6	**19.2**	0.5
	桃	38	8.4	**6.5**	1.3
	りんご	53	12.4	**8.9**	1.4
きのこ類	えのき	34	1.0	**0.3**	3.9
	しいたけ	25	0.7	**0.1**	4.9
	しめじ	22	1.4	**0.4**	3.5
	マッシュルーム	20	0.2	**0.1**	3.3

※上記数値は『八訂食品成分表2021』（女子栄養大学出版部）より

表1 FGI(ファイバー・G・インデックス)値一覧

◎FGI値が19以下→青信号、20〜50→黄色信号、51以上→赤信号

	食品	エネルギー(kcal)	利用可能炭水化物(単糖当量g)	FGI値	総食物繊維(g)
穀類	食パン	248	48.2	**11.5**	4.2
	うどん(ゆで)	95	21.4	**16.5**	1.3
	そうめん(ゆで)	114	25.6	**28.5**	0.9
	スパゲッティ(ゆで)	150	31.3	**10.4**	3.0
	玄米(ごはん)	152	35.1	**25.1**	1.4
	ビーフン	360	79.9	**88.8**	0.9
	もち	223	50.0	**100**	0.5
	そば(ゆで)	130	27.0	**9.3**	2.9
いも類	さつまいも(蒸し)	129	31.1	**8.2**	3.8
	じゃがいも(水煮)	59	17.0	**1.9**	8.9
豆類	えんどう豆(ゆで)	129	18.8	**2.4**	7.7
	大豆(ゆで)	163	1.6	**0.2**	8.5
	アーモンド(いり)	609	5.5	**0.5**	10.1
	落花生(いり)	613	10.8	**0.9**	11.4
野菜類	アスパラガス(ゆで)	25	2.3	**1.1**	2.1
	オクラ(ゆで)	29	2.1	**0.4**	5.2
	かぼちゃ(ゆで)	50	9.9	**2.8**	3.6
	キャベツ	21	3.5	**1.9**	1.8
	きゅうり	13	2.0	**1.8**	1.1
	クレソン	13	0.5	**0.2**	2.5
	ごぼう(ゆで)	58	1.1	**0.2**	5.7
	小松菜(ゆで)	14	0.3	**0.1**	2.4
	しゅんぎく(ゆで)	25	0.4	**0.1**	3.7
	セロリ	12	1.4	**0.9**	1.5
	大根(皮なし・生)	15	2.9	**2.2**	1.3
	玉ねぎ	33	7.0	**4.7**	1.5
	チンゲンサイ(ゆで)	11	0.5	**0.3**	1.5

ＦＧＩ値の低い食品や食材を摂るように心がければ、血糖値の上昇が抑制されやすくなり、また排便力も増加して便秘になりにくく、腹部膨満感も軽減されます。そして、見た目の状態も改善しやすくなるのです。

ＦＧＩ値からは、次のようなことがうかがえます。

ＦＧＩ値が低いほど↓

①糖質が少なく食物繊維が多い
②血糖値が上がりにくい
③便秘になりにくい
④見た目がよくなる

ＦＧＩ値が高いほど↓

①糖質が多く食物繊維が少ない
②血糖値が上がりやすい
③便秘になりやすい
④見た目がよくならない

このように、ＦＧＩ値が低い食材を選ぶと腸ストレスの予防に効果を発揮し、さらには見た目がよくなる方向につながるのです。

第5章

地中海式和食で腸が喜ぶ、見た目もよくなる

3つのダイエット法を科学的に比較

現在、低炭水化物ダイエット（糖質制限ダイエット）が流行していますが、これは本当に効果があるのでしょうか。

ここに貴重なデータがあります。実際に食事療法を行なった人たちが、どのような経過をたどったか、その長期的な観察結果を比較検討したものです。

出典は、2008年にイリス・シャイらが提示した「ニューイングランド・ジャーナル・オブ・メディスン（*the New England Journal of Medicine*）」誌の「低炭水化物ダイエット、地中海式ダイエットおよび低脂肪ダイエットによる減量」という論文です。

この調査は次のような方法で行なっています。

24カ月間の本試験で、中等度の肥満である被験者322人（平均年齢52歳、平均肥満指数BMI値31。86％が男性）を対象に、3種類の食事法、すなわちカロリー制限のある低脂肪ダイエット、カロリー制限のある地中海式ダイエット、カロリー制限のない低炭水化物ダイエットのうちひとつを無作為に割り当てて実行してもらっています。

個々のダイエット法は次のような内容でした。

〈低脂肪ダイエット〉

カロリー制限をした低脂肪ダイエットは、米国心臓協会ガイドラインに基づいています。目標摂取エネルギーは、女性１日１５００㎉、男性１日１８００㎉とし、そのうちの30％は脂質から、10％は飽和脂肪から摂取し、コレステロールの摂取量は１日３００㎎としました。被験者には、低脂肪の穀物、野菜、果物、豆類を摂取してもらい、余分な脂質、甘い菓子類や高脂肪のスナック類を制限するように伝えました。

〈地中海式ダイエット〉

適度に脂質を摂取し、カロリー制限をする地中海式ダイエットは、野菜の摂取量が多く、牛肉やラム肉の代わりに鶏肉や魚を摂取し、赤身の肉の摂取量が少ないのが特徴。摂取エネルギーは、女性１日１５００㎉、男性１日１８００㎉に制限し、そのうち脂質は35％以内にすることを目標にしました。脂質の増加分は、主にオリーブオイルの30～45gと一握り（5～7粒、20g未満）のナッツ類です。
このダイエット法は、Willett および Skerrett の提唱に基づいています。

〈低炭水化物ダイエット〉

カロリー制限のない低炭水化物ダイエットでは、炭水化物の摂取量を、2カ月間の導入期および宗教的な休日の直後は1日20gとし、減量維持のために最大1日120gまで漸増しました。被験者には、カロリー、タンパク質、脂質の総摂取量は制限しませんでしたが、植物性の脂質とタンパク質を選ぶように伝えました。このダイエット法は、Atkins の提唱に基づいています。

結果は、次のようになりました。

体重減少は、スタートして1～6カ月の間、および維持期の7～24カ月の間が最大となったそうです。全群とも体重が減少しましたが、低炭水化物ダイエット群および地中海ダイエット群は、低脂肪ダイエット群よりも大きく減少したのです（図15）。

また、体重減少以外の面では、低炭水化物ダイエット群は、炭水化物の摂取量

図15　各ダイエットによる体重変化の推移

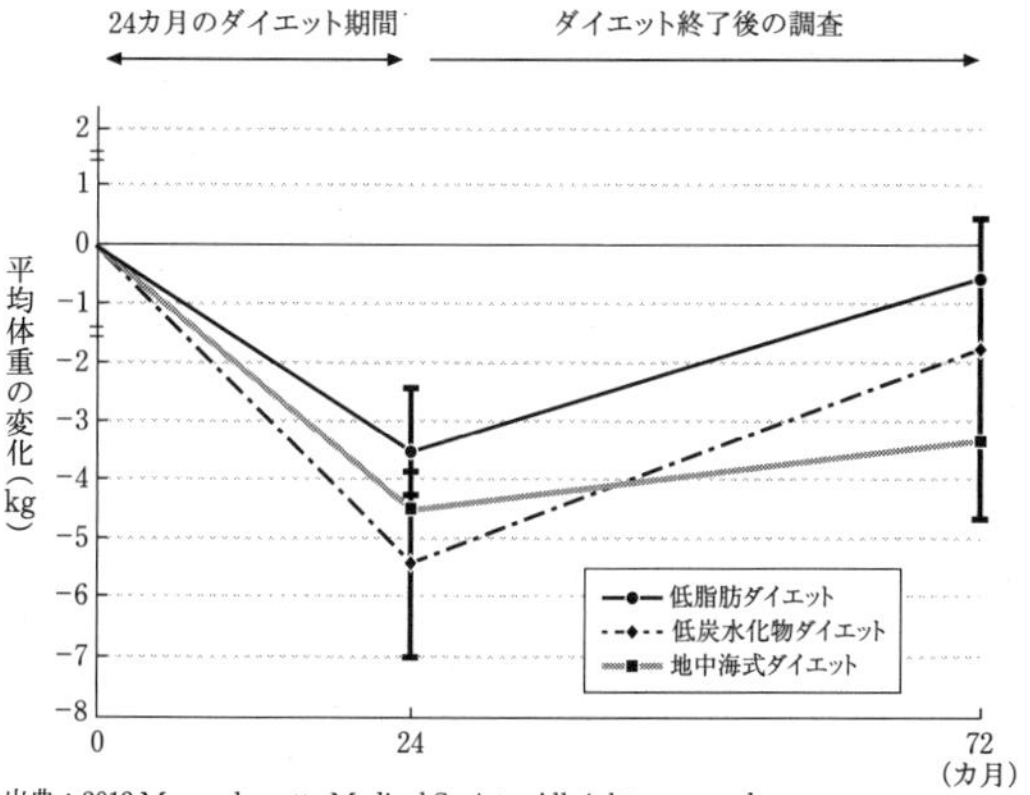

出典：2012 Massachusetts Medical Society. All rights reserved.

が最も少なかったのは当然として、その半面、脂肪、タンパク質、コレステロールの摂取量は最も多くなりました。

さらに、糖尿病の患者である36人の空腹時血糖値は、地中海式ダイエットのみ、32・8㎎／dℓの有意な低下を認めました。

この2年間の食事療法介入試験で、地中海式ダイエットおよび低炭水化物ダイエットが、低脂肪ダイエットに代わる体重減少に有効なダイエットであり、安全性も同等にあると考えられたのです。

また、中等度の肥満群の減量効果に加えて、低炭水化物ダイエットおよび地中海式ダイエットは代謝に有益な効果があることがわかり、医療現場では、これらのダイエット法を比較検討して、患者の嗜好や代謝量によって一人ひとりに合わせた対処ができることが示唆されました。

地中海式食生活は無理なく続けられる

2013年、「ニューイングランド・ジャーナル・オブ・メディスン」誌では、前述の調査の4年後のデータ、つまりダイエット終了後の長期間の経過観察の結果を公表しています。前回の被験者のうち、追跡調査があった259例について解析がなされています。

それによると、ダイエットスタート時からの体重減少の平均が、低脂肪ダイエットでは0・6kg、地中海式ダイエットでは3・1kg、低炭水化物ダイエットでは1・7kgと、結果的に地中海式ダイエットの減量効果が高くなった、ということでした（図15）。

また血中中性脂肪では、地中海式ダイエットで21・4mg／dℓ、低炭水化物ダイエット11・3㎎／dℓの低下を認めました。

さらに、総コレステロール値では、低脂肪ダイエットでは7・4㎎／dℓ、地中海式ダイエットで13・9㎎／dℓ、低炭水化物ダイエットは10・4㎎／dℓの低下を認めました。

これらの結果から考えると、地中海式ダイエットが最も無理なく持続できて、高い有効性が得られるダイエットということが言えそうです。

地中海式ダイエットのベースになっているのが、オリーブオイルを上手に取り入れた地中海式食生活です。これを日常生活に上手に取り入れていくことが、見た目と健康の改善に有効と考えられるのです。

地中海式がいいのはオリーブオイルのおかげ

地中海式食生活の本場、イタリアでの有名な研究報告があります。同じイタリアでも、肉類摂取が多い北イタリアと、オリーブオイルを多用する地中海式食生活の南イタリアでは、病気の質に明らかな違いがあることが、Carlo La Vecchia

表2　全イタリアにおける食用油の消費推移（1951〜1977）

種　類	年		(単位：kg)
	1951	1970	1977
バター	4.1	5.5	6.0
オリーブオイル	13.7	29.0	27.4
他のオイルとマーガリン	15.2	22.5	25.6

出典：Carlo La Vecchia. et al: Comparative Epidemiology of Cancer between the United States and Italy, *Cancer Res* 1988より

らによる『Comparative Epidemiology of Cancer between United States and Italy, *Cancer Research*』（１９８８年）という論文で明らかになったのです。その研究内容を以下に紹介しましょう。

表2はイタリアにおける１９５１年から１９７７年にかけての各種食用油の消費推移を示しています。これは全イタリアの平均値ですが、バターに対して、もともとオリーブオイルの消費量は多く、さらに、バターの消費量がゆるやかに増加する一方、オリーブオイルは2倍以上に増えています。これが、イタリア全体における食用油の消費の特徴を示していると考えられます。

表3は、イタリアを2つの地域（北部・中部、南部）に分けて食物別の消費量推移を見たものです。

パン、パスタなどの穀物の消費量は、１９７３年には、

表3　全イタリアにおける食物別の消費量推移（1951〜1977）

	年別および地域別					
	1973		1980		1983	
食物の種類（kg、1年）	北部／中部	南部	北部／中部	南部	北部／中部	南部
パン	69.7	99.7	66.7	88.3	62.9	83.8
食用油	21.8	24.0	22.6	24.7	22.8	24.9
パスタ	32.0	48.3	30.7	46.9	26.3	43.1
肉類	56.2	35.6	58.4	45.6	49.9	43.4
魚類	5.8	12.7	6.1	13.0	9.5	16.3
ミルク	84.6	63.0	82.5	66.4	81.6	69.6
チーズ	13.8	10.8	13.4	11.7	12.2	11.0
砂糖	17.8	13.7	21.4	19.7	17.1	14.0
ワイン	120.2	75.6	109.2	73.2	80.4	60.0

注）北・中部イタリアでは食用油は主にバターおよび他の動物油を使用していたが、南部ではオリーブオイルを使用していた

出典：Carlo La Vecchia. et al: Comparative Epidemiology of Cancer between the United States and Italy, *Cancer Res* 1988より

表4　イタリアの地域別による各種がんの死亡率の比較

臓器別がん	男性				女性			
	N	CN	CS	S	N	CN	CS	S
食道	178	98	57	39	147	103	69	56
胃	123	129	86	55	112	133	90	57
結腸・直腸	124	125	90	54	116	122	91	61
肝臓	111	91	97	95	97	90	90	113
膵臓	137	114	80	55	131	113	80	59
肺	132	104	81	70	127	104	87	67
乳					119	104	87	78
子宮					98	97	82	106
卵巣					133	120	82	48
前立腺	121	112	93	68				
膀胱	107	101	92	95	114	105	95	80
腎臓	127	120	84	59	124	117	87	60
脳	102	107	96	93	106	109	92	89
甲状腺	126	107	71	84	131	89	78	85
白血病	109	107	100	81	109	101	100	85

注）1. イタリア全体の値を100とした時の比較
2. 1975～77年における平均値
3. N：北部イタリア　CN：中部北部イタリア　CS：中部南部イタリア　S：南部イタリア

出典：Carlo La Vecchia. et al: Comparative Epidemiology of Cancer between the United States and Italy, *Cancer Res* 1988より

北部・中部に比較して南部の方が多いのが特徴です。また、南部は魚類の摂取が多いことも特徴のひとつと言えるでしょう。

一方、肉類、ミルク、チーズなどの動物性脂肪を含む食物群の摂取量が多いのは、北部・中部の特徴と言えます。

ここで注目すべき点は、表３の（注）にあるように、北部・中部では食用油に主としてバターおよび他の動物性油が使用されていましたが、南部ではオリーブオイルが主に使われていたということです。

この10年後の１９８３年には、南部で比較的消費量が多く認められたパン、パスタなどの穀物の量が減少し、逆に比較的消費量の少なかった肉類の量が増加しています。

表４は、１９７５〜１９７７年におけるイタリアの地域別による各種がんの死亡率の平均値比較を示したものです。少しずれがありますが、表３における１９７３年頃の食物消費傾向と合わせて検討してみたいと思います。

前述のように、パン、パスタなどの穀物と魚類、オリーブオイルの摂取量が比較的多く、肉類、乳製品の摂取量が比較的低かった時代の南部イタリアでは、北部・中部に比較して、男性、女性とも、食道がん、胃がん、大腸（直腸・結腸）がんの死亡率が低くなっています。

また、男性の場合、肝臓がん、膵臓がん、腎臓がんの死亡率も低いことが認められます。さらに、女性特有の乳がん、卵巣がん、男性特有の前立腺がんなども、南部イタリアでは少ないという状況でした。

以上のように、魚類、野菜、オリーブオイルの摂取量が多く、肉類、乳製品などの摂取量が比較的少なかった1970年代の南イタリアでは、大腸がんなどの悪性疾患の死亡率が少なく、さらに心疾患の死亡率も低かったことがわかりました。すなわち、地中海式食生活では、病気に罹患することが少ないと考えられるのです。現代の日本人が参考にすべき食生活のひとつと言ってよいでしょう。

また、地中海式食生活の特徴で際立っているのが、食物繊維摂取量が1日20g以上になるということです。現在日本人の1日の食物繊維摂取量は、1日平均13～14gで、1食抜くとこれが10g以下にもなってしまいます。日本の厚生労働省が掲げている1日の食物繊維摂取目標値は20gで、現在の数値ではこれを大きく下まわっています。特に肥満、脂質異常症、糖尿病の人は、1日に食物繊維を25

g以上摂るようにとの指導が出ていますから、食物繊維不足の日本人には、地中海式食生活は大いに参考になるのです。

特筆すべきオリーブオイルの抗酸化作用

ご存じのように野菜には食物繊維が豊富ですが、それ以外にもさまざまな抗酸化物質が含まれています。

抗酸化物質は、加齢を遅らせる、つまりスローエイジングに有効であることがわかっています。前述のとおり、抗加齢には、カロリー・リストリクションと抗酸化物質を摂ることが重要なのです。

なかでもオリーブオイルの抗酸化作用には特筆すべきものがあります。

オリーブオイルには、４つの抗酸化物質、つまりポリフェノール（オレウロペイン、ヒドロキシチロソールなど）、オレイン酸、葉緑素、ビタミンE（α型トコフェロール）が含まれています。各種の油の抗酸化作用を比較すると、図16に示すように、オリーブオイルは強い抗酸化力を有するのです。

図16　各種の油の抗酸化作用比較

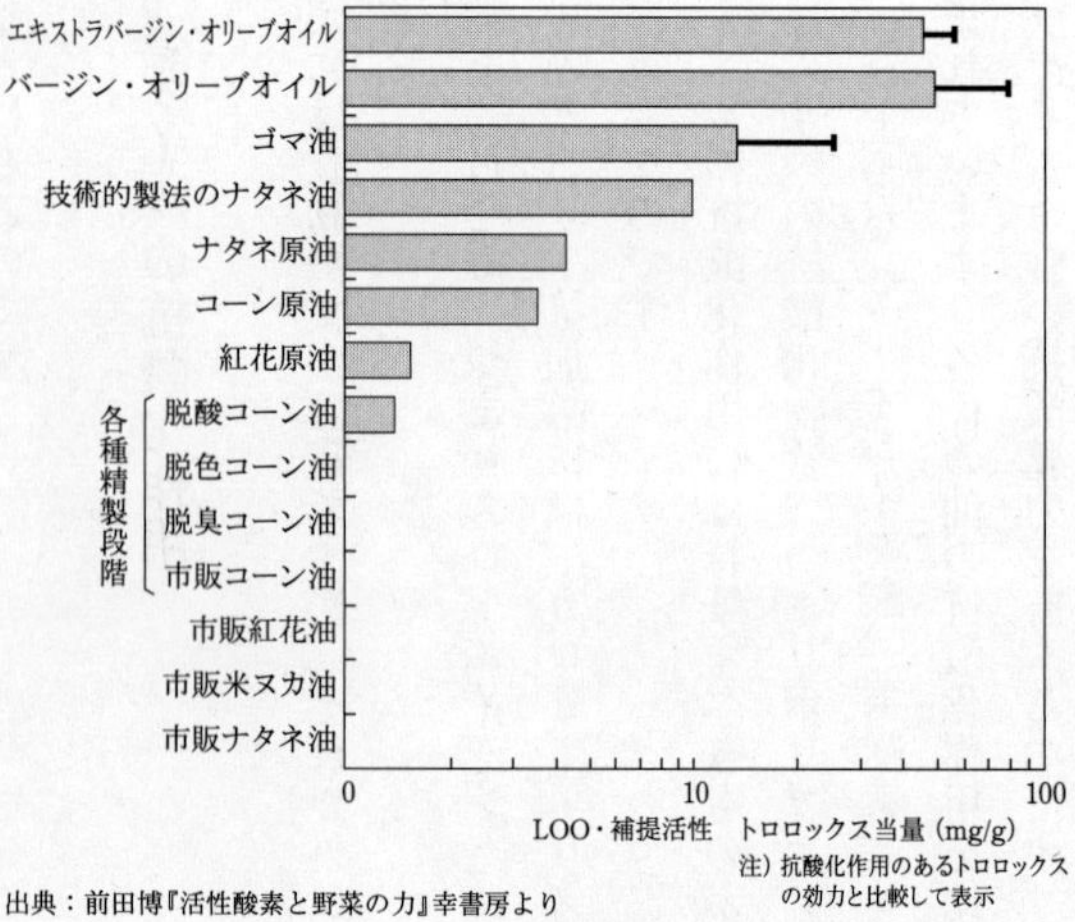

注）抗酸化作用のあるトロロックスの効力と比較して表示

出典：前田博『活性酸素と野菜の力』幸書房より

ヨーロッパでは、ヨーロッパ食品安全機関（ＥＦＳＡ）が、オリーブオイルに関して、食事療法用製品として「健康強調表示」の使用、つまり「健康状態の改善に効果あり」とうたうことを許可しています（２０１２年）。酸化ストレスを減らす作用、抗酸化特性、脂質代謝、体細胞およびＬＤＬコレステロールを酸化損傷から保護する抗酸化活性に関して有用としたのです。

ヨーロッパ食品安全機関は、この強調表示を満たすためには、毎日５㎎のヒドロキシチロソールおよびその誘導体（オレウロペインなど）をオリーブオイルで摂取するべきであるとしています。この程度の量なら、オリーブオイルを取り入れたバランスのとれた毎日の食事から容易に摂取できます。ただし、市販のオリーブオイルの一部には、有効成分の含有量が少なすぎるものもあるので、エキストラバージン・オリーブオイルなど品質のよいものを選ぶ必要があります。

一方、アメリカでは、２００３年に食品医薬品局（ＦＤＡ）が、１日あたり13・5ｇ（大さじ１杯）のオリーブオイルに由来する一価不飽和脂肪酸（オレイン酸）を、飽和脂肪とコレステロールが少ない中程度の脂肪食に取り入れた時に、心臓病のリスクが減少することを示しました。このようにしてオリーブオイルの有用性が証明され、世界的に認知されていったのです。

脳を認知症から守る効果も

脳のアンチエイジングのためにも、オリーブオイルは欠かせません。高齢になるに従って発症しやすくなるのが、アルツハイマー型認知症ですが、オリーブオイルを中心とする地中海式食生活を守っていると、このタイプの認知症になりにくいということが報告されたのです。

2006年、『*The Annals of Neurology Study*』誌に公表された、アメリカのコロンビア大学メディカルセンターのニコラス・スタミス氏らの研究内容によると、ニューヨークに住む2258人の健康な高齢者を4年間にわたり経過観察したところ、対象者のうち10％以上がアルツハイマー型認知症と診断されました。

ところが、食事内容が地中海式食生活に近いほど、その発症リスクが低下することがわかったのです。対象者の食事は0～9点の10段階の「地中海式食生活スコア」で評価されました。その結果、そのスコアが1つ増加するごとに、アルツハイマー型認知症のリスクが、10％程度低下することがわかったのです。

さらに、同スコアの評価によって３つのグループに分類し、最もスコアが低いグループと比較したところ、中間のグループは15〜20％そのリスクが低下し、最も高いグループでは約40％も低下したというのです。

アルツハイマー型認知症を予防する食生活において、最も重要なポイントは、アルツハイマー型認知症に認められる脳神経の変性（老人斑）の引き金となる活性酸素の働きを抑制することです。つまり、抗酸化作用のある食べ物を摂るとよいのです。

すでに述べたように、オリーブオイル（エキストラバージン・オリーブオイル）には抗酸化物質が豊富に含まれており、オリーブオイルを中心とする地中海式食生活は、脳のスローエイジングに有効であることが証明されたのです。

その後、この研究はフランスでも追試され、そこでも地中海式食生活を続けている人が、認知機能の低下がゆるやかだったと報告されています。

血管の若さを保つオリーブオイル

また、2009年、アメリカのハーバード大学のF・ファングらが、「女性における地中海式食生活と冠状動脈心疾患、脳卒中の発症率および死亡率」という論文を発表しました。その内容は、心臓血管系疾患も糖尿病もない38～63歳の女性7万4886人を1984年から2004年まで追跡調査したものです。

20年間の追跡中に、冠状動脈心疾患の発症2391例、脳卒中の発症1763例、そして冠状動脈心疾患の死亡1077例（致死性の冠状動脈心疾患と脳卒中を含む）が確認されたのでした。

この結果を、地中海式食生活のスコアで調べたところ、スコア評価の最高群（4段階）の女性は、冠状動脈心疾患および脳卒中の両方でリスクが低値であることがわかったのです。つまり、オリーブオイルを主体とする地中海式食生活を守ると、冠状動脈心疾患や脳卒中の危険を低下させることが示されたのです。

オリーブオイル効果のまとめ

私が特におすすめするのはエキストラバージン・オリーブオイルです。

ここでオリーブオイルの主な効用をまとめて整理しておきましょう。

①エキストラバージン・オリーブオイルには32種類ものポリフェノールが含まれていることが判明しています。その主なものは、ヒドロキシチロソール、チロソール、ヴァニリン酸、カフェイン酸、シリング酸、ヴァニリン、P－クマル酸、ヒドロキシチロソール・アセテート、フェルラ酸、O－クマル酸、デカルボキシチメチル、オレウロペイン・アグリコン、オレウロペインなどです。

②右記のポリフェノール類が、エキストラバージン・オリーブオイルに特有の風味に関与しています。味がビターなものほどポリフェノール類が多く含まれています。

③エキストラバージン・オリーブオイルは、他の油と比較して、唯一精製されていない油であり、最も高い抗酸化作用を発揮します。

④アメリカ食品医薬品局は、１日あたり13・５g（大さじ１杯）のオリーブオ

イルに由来する一価不飽和脂肪酸を中程度の脂肪食に入れた場合、心臓病のリスクを減少させることを正式に認めています（使用していた油をエキストラバージン・オリーブオイルに換えた時に有効）。これは、おもにオレイン酸の脳や心臓病の血管系疾患に対する予防効果に由来します。

⑤2011年、ヨーロッパ食品安全機関は、オリーブオイルなどのポリフェノール（オレウロペイン、ヒドロキシチロソールなど）を摂取することで、血管の動脈硬化予防に効果が期待できると認めています。

⑥2013年、アメリカ糖尿病学会は、肥満者の減量を図る上で、短期間（2年間）では、オリーブオイルを中心とする地中海式食生活が有効であるかもしれないという声明を出しています。

⑦慢性便秘症の患者では、エキストラバージン・オリーブオイルを大さじ1〜2杯摂取することで、従来服用していた下剤の減量が可能です。

⑧エキストラバージン・オリーブオイルに含まれるポリフェノールの効用としては、次のようなものが明らかになっています。カッコ内は判明しているポリフェノールの種類です。

・動脈硬化予防（オレウロペイン、ヒドロキシチロソール）
・心臓病予防
・アルツハイマー病予防（オレオカンタール）
・胃がんの原因になるとされるヘリコバクタピロリ菌感染症予防
・大腸がん、乳がんの予防（オレウロペイン、ヒドロキシチロソール）
・エキストラバージン・オリーブオイルを中心とする地中海式食生活のメタボリックシンドローム予防
・関節リウマチの痛みに対する効果
・潰瘍性大腸炎に対する効果
・全身の部位に対する効果――スローエイジング、アンチエイジング
・糖尿病予防
・マインドフルネス効果

地中海式食生活の1週間メニュー

ではここで、具体的な地中海式食生活を知ってもらうために、アメリカの管理栄養士による地中海式食生活の1週間メニューを紹介します。

実際に毎日の食生活に取り入れるにあたっては、食材を適宜アレンジするなど工夫してみてください。たとえばパンの代わりに、麦ごはんと味噌汁、漬け物を加えれば、日本人向きの「地中海式和食」のメニューにもなるのです。

地中海式食生活では、エキストラバージン・オリーブオイルを豊富に使いつつ、野菜、穀物を比較的多く摂るのが特徴的です。そしてタンパク質に関しては、魚を中心に肉類もバランスよくということになります。

また、料理研究家の川上ミホさんにお願いして、腸にいい食材を使った、見た目アップに有効な簡単レシピを作っていただきました。巻末に掲載しましたので、ぜひ毎日の食生活の改善に役立ててください。

月曜日 MON

朝 食

マスクメロン	1カップ
全粒粉パン	1枚
アーモンドバター	小さじ1
低脂肪コーヒーヨーグルト	1カップ（200mℓ）

昼 食

ミネストローネスープ	1カップ（200mℓ）
低脂肪モッツァレラチーズ	8g
薄切りフレッシュトマト	2枚
全粒粉パン	2枚
マスタード	小さじ2

おやつ

炒りピーナッツ	8g

夕 食

焼きメカジキ	32g
さつまいも	1本
マッシュルーム	5個
アスパラガス	1カップ
グリーンサラダ	1カップ
いちご	½カップ

夜 食

ライ麦クラッカー	2枚
無添加ピーナッツバター	小さじ2
スキムミルク	½カップ

1日の熱量	1536㎉
脂肪	59.5g（34%）
飽和脂肪酸＊1	11.9g（6.7%）
一価不飽和脂肪酸＊2	30.4g（17.2%）
多価不飽和脂肪酸＊3	4g（7.3%）
コレステロール	80mg
食物繊維	21.3g

火曜日 TUE

朝 食

ピーマン	¼カップ
キャノーラ油	小さじ2
全粒粉パン	1枚
無添加ピーナッツバター	小さじ2
バナナ	1本
スクランブルエッグ	¼カップ

昼 食

ほうれん草	1.5カップ
鶏の皮なし胸肉	24g
エキストラバージン・オリーブオイル	大さじ1
酢	大さじ1
ごまパン	1枚
スキムミルク	1カップ
オレンジ	1個

おやつ

炒りピーナッツ	8g

夕 食

大きな海老	8g
ブロッコリー	1カップ
ししとうがらし	½カップ
ペポかぼちゃの種子＊4	½カップ
ピーナッツオイル	小さじ2
玄米	⅔カップ

夜 食

フローズンバニラヨーグルト	½カップ

1日の熱量	1529㎉
脂肪	65.8g（37%）
飽和脂肪酸＊	10.2g（5.8%）
一価不飽和脂肪酸＊	36g（20.4%）
多価不飽和脂肪酸＊	13.9g（7.9%）
コレステロール	219mg
食物繊維	21.5g

1カップ=200g　（ ）内は全カロリー中の割合。以下同

水曜日 WED

朝 食

レーズンシリアル	¾カップ
スキムミルク	½カップ
ブルーベリー	½カップ
全粒粉イングリッシュマフィン	1個
アーモンドバター	小さじ2

昼 食

ターキーの胸肉薄切り	16g
全粒粉ピタパン	1枚
アルファルファの芽	1カップ
マスタード	小さじ2
スキムミルク	1カップ
アプリコット	½カップ

お や つ

炒りピーナッツ	8g

夕 食

ほうれん草のパスタ	32g
マリナラソース＊5	½カップ
カニ肉	24g
なす	1カップ
パルメザンチーズ	大さじ1
ミックスサラダ	1カップ
エキストラバージン・オリーブオイル	大さじ1
酢	大さじ1

夜 食

桃	1個

1日の熱量	1553kcal
脂肪	60.5g(33%)
飽和脂肪酸＊	10.3g(5.7%)
一価不飽和脂肪酸＊	37.3g(20.5%)
多価不飽和脂肪酸＊	7.9g(4.3%)
コレステロール	136mg
食物繊維	29.5g

木曜日 THU

朝 食

全粒粉ベーグル	1個
無添加ピーナッツバター	大さじ1
オレンジジュース	½カップ

昼 食

ひよこ豆	½カップ
とうもろこし	½カップ
ミックスグリーンサラダ	1.5カップ
くるみ	6g
エキストラバージン・オリーブオイル	大さじ1
酢	大さじ1

お や つ

炒りピーナッツ	8g

夕 食

鶏の皮なし胸肉	24g
ヤムいも	½カップ
ケール＊6	1カップ
スキムミルク	½カップ

夜 食

低脂肪レモンヨーグルト	1カップ
ナツメヤシの実	大さじ1

1日の熱量	1530kcal
脂肪	61g(34%)
飽和脂肪酸＊	8.9g(5.0%)
一価不飽和脂肪酸＊	29.2g(16.5%)
多価不飽和脂肪酸＊	18.6g(10.5%)
コレステロール	82mg
食物繊維	23.7g

土曜日 SAT

朝食

オートミール	1カップ
スキムミルク	¼カップ
パン	1枚
無添加ピーナッツバター	小さじ2

昼食

イワシのオイル漬け	16g
ライ麦パン	2枚
マスタード	小さじ2
薄切りフレッシュトマト	2枚

おやつ

炒りヘーゼルナッツ	8g

夕食

豚ヒレ肉	24g
ワイルドライス＊7	⅔カップ
豆類	½カップ
ズッキーニ	½カップ
ミックスグリーンサラダ	1カップ
エキストラバージン・オリーブオイル	大さじ1
リンゴ酢	大さじ1
スキムミルク	1カップ

夜食

ピンクグレープフルーツ	1個

1日の熱量	1478kcal
脂肪	56.9g(37%)
飽和脂肪酸＊	8.5g(5%)
一価不飽和脂肪酸＊	33.8g(20%)
多価不飽和脂肪酸＊	10.3g(6.1%)
コレステロール	16mg
食物繊維	23g

金曜日 FRI

朝食

ワッフル	1個
アーモンドバター	小さじ2
ラズベリー	1カップ
メープルシロップ	大さじ1
スキムミルク	1カップ

昼食

パン	2枚
低脂肪ハム	16g
低脂肪スライスチーズ	8g
マスタード	小さじ2
レタス	2枚
薄切りフレッシュトマト	2枚
キウイフルーツ	1個
スキムミルク	1カップ

おやつ

ピーカンナッツ	8g

夕食

焼きタラ	32g
ベークドポテト	1個
低脂肪サワークリーム	大さじ1
さやえんどう	1カップ
ほうれん草サラダ	1カップ
エキストラバージン・オリーブオイル	大さじ1
酢	大さじ2

夜食

マンダリンオレンジ	½カップ

1日の熱量	1555kcal
脂肪	61.3g(35%)
飽和脂肪酸＊	10.8g(6.1%)
一価不飽和脂肪酸＊	32.2g(18.2%)
多価不飽和脂肪酸＊	10.3g(5.8%)
コレステロール	187mg
食物繊維	25.7g

( )内は全カロリー中の割合。以下同

日曜日 SUN

朝食	
ポーチドエッグ	1個
コーンミールパンケーキ	2枚
アーモンドバター	小さじ2
メープルシロップ	小さじ2

昼食	
フムス＊8	½カップ
3種の豆サラダ	¼カップ
全粒粉ロールパン	1個
スキムミルク	1カップ

おやつ	
炒りカシューナッツ	8g

夕食	
焼き鮭	32g
クスクス＊9	1カップ
ブロッコリー	½カップ
にんじん	½カップ
きゅうりのサラダ	¼カップ
エキストラバージン・オリーブオイル	小さじ2
酢	大さじ1

夜食	
低脂肪コーヒーヨーグルト	1カップ

1日の熱量	1545kcal
脂肪	66.7g（35%）
飽和脂肪酸＊	11.2g（6.4%）
一価不飽和脂肪酸＊	31.8g（18.1%）
多価不飽和脂肪酸＊	14.1g（8%）
コレステロール	313mg
食物繊維	17g

〈注記〉

＊1　飽和脂肪酸＝主に動物性脂肪

＊2　一価不飽和脂肪酸＝主にオレイン酸（この脂肪が多いのがメニューの特徴）

＊3　多価不飽和脂肪酸＝主にリノール酸、リノレン酸

＊4　ペポかぼちゃ＝かぼちゃの一種。種子に栄養が豊富

＊5　マリナラソース＝トマト、オリーブオイル、ニンニク、唐辛子、バジル、塩、こしょうで作るパスタソース

＊6　ケール＝日本で言う青汁の原料

＊7　ワイルドライス＝北米の先住民族が常食していた自然食品、イネ科マコモ属の草の実

＊8　フムス＝ひよこ豆をゆでペーストにした中近東の料理

＊9　クスクス＝小麦を原料とした粒状の食べ物、北アフリカの主食で「粒のパスタ」と言われる

野菜は生よりスープがおすすめ

アメリカでは、農務省や国立老化研究所などが、食品中に含まれる抗酸化物質の能力を分析する方法を開発しています。その抗酸化力を数値化した指数をオラック値（ＯＲＡＣ：活性酸素吸収能力）として示しています。オラック値が高値であるほど、活性酸素の除去能力が高いことになります。

オラック値の高い食品としては、クローブ（丁子《ちょうじ》）、スーマック（中東で使われるスパイス）、シナモン、ソルガム（タカキビ）、オレガノ、ターメリック（ウコン）、アサイー、ココアパウダー、クミンシード、マキベリー（チリ原産の果実）などがあげられています。

オレガノは、地中海式食生活でよく使われるハーブですし、ターメリック、シナモン、クミンシードなどはカレーでおなじみのスパイスです。

ところで、「健康のために生野菜やサラダをもっと食べましょう」とよく言われますが、実は生の野菜は、咀嚼《そしやく》によって組織を大まかに分解できても、内容物が十分に溶出しないのだそうです。野菜は加熱した方が、その成分を最も効率的に吸収できるのです。

野菜を水に入れて加熱する（つまり煮汁やスープにする）と、細胞壁の破壊が起こり、細胞内容物が溶出しやすくなります。すなわちファイトケミカルなどの有効成分が、スープの中に溶け出してくるのです。野菜の煮汁やスープは、生と比較して、数倍から100倍以上も有効成分が摂取できるというデータもあります。

がんの予防効果がある食品

アメリカの国立がん研究所が、1990年に、抗酸化物質とがん予防についてまとめた「デザイナーフーズ計画」を発表しました。これには、「植物性食品によるがん予防」というサブタイトルがついています。この内容をもとにがん予防に効果がある植物性食品をまとめたのが「デザイナーフーズ・ピラミッド」で、これを知っておくと、毎日の食事に大いに参考になります（図17）。

図17　デザイナーフーズ・ピラミッド

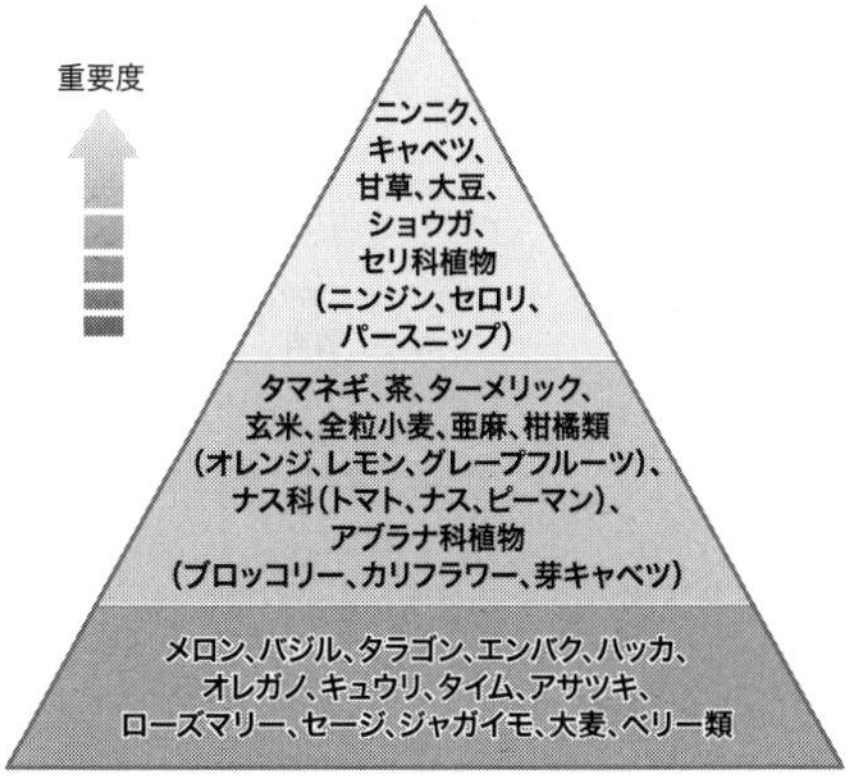

出典：アメリカ国立がん研究所『デザイナーフーズ計画』より

この図を見るとある点に気づきます。ニンニク、緑黄色野菜、全粒粉の穀物を豊富に摂る地中海式食生活のピラミッド（52ページ参照）の構成要因によく似ているのです。また、大豆、ショウガ、茶、柑橘類など、日本人が以前よく食べていた従来型の和食の食材にも近いと言えます。

地中海式食生活と日本の伝統的な和食のよい点を取り入れたものが、私の提案する地中海式和食です（図18）。ここに示すような食品を上手に取り入れていけば、より効果的だと考えられるのです。

図18　地中海式和食のピラミッド（試案）

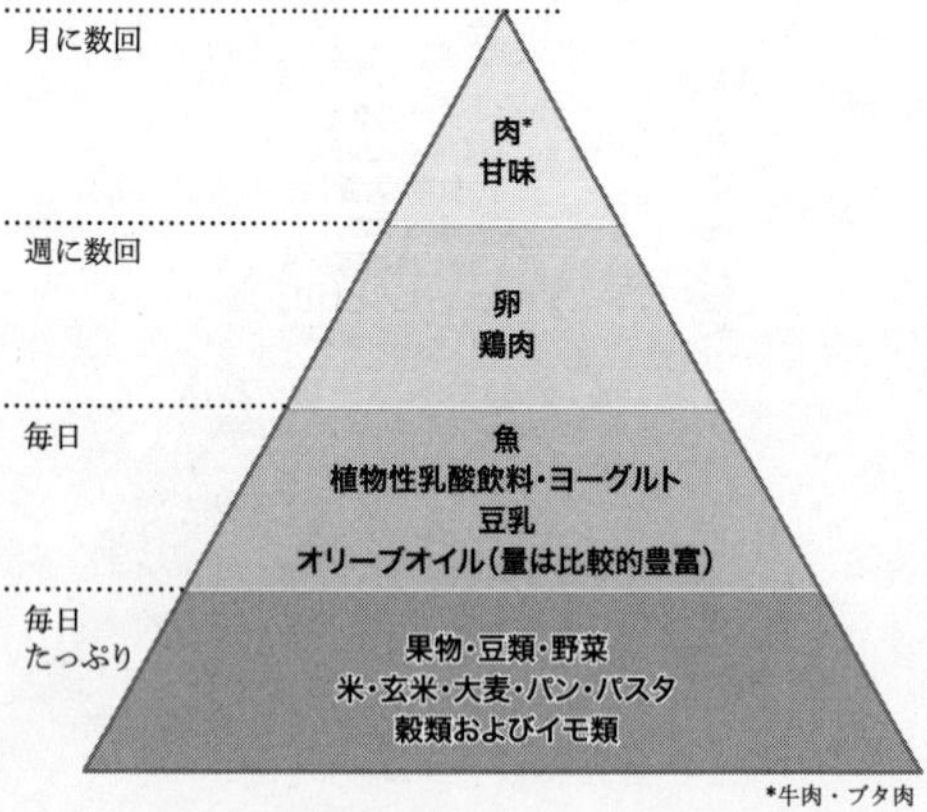

出典：松生恒夫『オリーブの健康』（河出書房新社）より

低炭水化物ダイエットの最大の問題点

繰り返しになりますが、抗加齢という点においては、抗酸化とカロリー・リストリクションが重要です。とはいえ、カロリー・リストリクションを実行するのは決して容易なことではありません。空腹を感じればお腹いっぱい食べたいと思うのは、きわめて自然な欲求だからです。

そこで、「食べてやせる」をうたう低炭水化物ダイエット（糖質制限ダイエット）が注目されるのでしょう。米や穀物を摂らず、血糖値を上昇させる糖質を極力カットするこの方法は、糖質以外、肉類を食べるのもアルコールを飲むのも自由です。糖質が多い穀物や一部の野菜、果実を摂らないようにするのも、それほど困難なことではないでしょう。ある意味で簡単で、お腹や気分の満足感も得やすいダイエット法と言えるかもしれません。

しかし、いいことばかりではありません。一時的には、体重減少が可能となるかもしれませんが、穀類などに含まれるファイトケミカルや食物繊維を摂らないことになるので、長期にわたると問題が生じてくるのです。

まず腸への影響です。便通を促進する食物繊維が減少するために、便秘になる可能性があります。実際、私のクリニックにやってくる便秘の患者さんの多くが、この低炭水化物ダイエットの経験者です。炭水化物の摂取量を減らすため、欠食（1日1～2回食で、その多くは朝食を摂らない）する人が多いのです。1食抜くだけで、食物繊維摂取量が3～4g減少すると言われています。

さらに低炭水化物の食生活を長期間にわたって続けていると、脳梗塞などをまねきやすくなることが、海外の論文で指摘されました。

なぜいま「食育」なのか

ところで、最近、「食育」という言葉をよく目にするようになりました。この概念は、明治時代の軍医である石塚左玄《さげん》が提唱したのが最初です。彼は、近代日本の食育の開祖と言われる人物で、『化学的食養長寿論』という書物を残し、その中で玄米菜食主義を説いています。

石塚左玄の玄米菜食主義に従って病気を治してもらったのが、マクロビオティックで知られる桜沢如一《ゆきかず》でした。桜沢は、この玄米菜食主義をフランスに紹介するにあたり、これだけではフランス人を説得するのに不十分と考え、中国古来のいわゆる易学を玄米菜食主義の考え方にドッキングさせ、マクロビオティックを確立しました。

さて、いまなぜ「食育」なのでしょうか。内閣府のホームページに、「国民の食生活をめぐる環境が大きく変化し、その影響が顕在化しています。例えば、栄養の偏り、不規則な食事、肥満や生活習慣病の増加、食の海外への依存、伝統的な食文化の危機、食の安全など、さまざまな問題が生じています。このような問題を解決するキーワードが『食育』です」

とあるように、現在の日本人の食事内容が問題になってきていることを受けて、２００５年7月に「食育基本法」が施行されました。この法律は、国民が生涯にわたって健全な心身を養い、豊かな人間性を育むことができるよう、食育を総合的かつ計画的に行なう、という目的で制定されました。食育という概念を国が掲げるほど、現代日本の食事内容が危機的状況にあるということがうかがえます。

腸の健康を取り戻し、見た目をアップさせるためにも、私たちは日本の食の現状を正しく知っておく必要があります。毎日の食事の積み重ねが腸の健康、そして見た目の若さ、スローエイジングに影響するからです。

そこで、時間をさかのぼって、私たち日本人の食の原点とも言える伝統的な「和食」について考えてみることにしましょう。

和食の特徴は発酵食にある

２０１３年12月4日、和食がユネスコ無形文化遺産に登録されました。

その提案書では、精進料理や懐石料理、寿司、鍋料理など、北海道から沖縄に至る料理の多様性を紹介し、さらに、うまみを多く含む出汁《だし》の使用、味噌や醤油など食材の発酵技術（植物性乳酸菌など）、さしみ包丁など独特な調理道具で食材の持ち味を引き出す工夫、植物の葉や竹を使った器などで食卓を美しくしつらえる表現方法が発達していることをあげています。また、和食独自の「飯」「汁」「菜」「香の物（漬け物）」というバランスのよい構成が、長寿や肥満防止に役立つとされています。

こうした和食の形が明確に現れてくるのは、はるか昔、室町時代の本膳料理あたりからだそうです。それより前の奈良時代、平安時代にも汁と菜はあったようですが、「一汁一菜《いちじゆういつさい》」のような表現方法は、まだ出現していませんでした。鎌倉時代以前の食が改善され、新しい料理様式として、室町時代の本膳料理が誕生しました。本膳料理の成立とともに、「〇汁〇菜」という料理の形式が生まれ、これが現在まで伝わることとなりました（『講座　食の文化』第2巻　日本の食事文化〔農山漁村文化協会刊〕より）。

和食に欠かせない発酵食である漬け物、味噌、出汁について見てみましょう。

まず漬け物ですが、小泉武夫著『発酵食品礼讃』（文春新書）によると、日本で漬け物が初めて文献に登場したのは、天平年間（７２９～７４９年）の木簡に残されているウリの塩漬けの記録だそうです。その後、平安時代の『延喜式《えんぎしき》』に酢漬けや醬《ひしお》漬け、糠《ぬか》漬けなどが記述されているそうで、漬け物は長い歴史の中で食されてきた発酵食品の代表と言えます。

味噌に関しては、７０１年（大宝元年）に制定された『大宝律令《たいほうりつりょう》』に「未醬《みしょう》」という文字があり、この未醬が転じて「味噌」になったとされています。

味噌には豆味噌や米味噌、麦味噌などがあります。豆味噌は米や麦の麹を使わず、大豆に直接麹菌を繁殖させ、塩とともに仕込んで作ります。特徴は、醸造期間が長く、植物性乳酸菌が豊富なことです。米味噌は、大豆と米麹、塩を原料に作られ、辛口の米味噌では、植物性乳酸菌が香味を生み出します。麦味噌は、大豆と大麦などが原料です。

また、和食の出汁に欠かせない鰹節《かつおぶし》は、うまみ成分のもとになるアスペルギルス・グラウカスやアスペルギルス・レペンスという麹菌の一種をもとに発酵させて作られています。

鰹節が作られるようになったのは、江戸時代の1674年（延宝2年）に、紀州の漁師甚太郎が始めたのが起源と言われており、その頃からすでに出汁の文化があったことが推測されます。いずれにせよ和食を構成する、味噌、醤油、漬け物、出汁などは発酵が大きく関与しており、昔の日本人は、伝統的な和食を通じて植物性乳酸菌をあまり意識せず普通に摂取していたとも言えるのです。

世界中で和食ブームが起きたきっかけ

和食のブームが世界的に起こるきっかけとなったのは、1977年に発表されたアメリカにおける『マクガバン・レポート』でした。

当時、アメリカでは死亡率の1位が心臓病、2位ががんでした。この時点で、医療費が約25兆円に膨れ上がっており、財政危機も危ぶまれたので、大規模な医療改革が進められました。

そのひとつとして、世界中の医療データや栄養学的データを含んだ、食事（栄養）と健康・慢性疾患の関係についての世界的規模の調査、研究が7年間の年月をかけて行なわれ、その報告書類は７０００ページにも及びました。この調査研究は、当時の米上院の委員長の名前をとって『マクガバン・レポート』と命名されたのです。

さて、その中身ですが、動物性タンパク質の摂取量が増加すると、乳がん、子宮がん、前立腺がん、結腸・直腸がん、胃がんなどの発生率が高まる恐れがあるとして7項目の食事改善の指針を打ち出しています。高カロリー、高脂肪の肉、乳製品、卵といった動物性食品を減らし、可能な限り精製しない穀物や野菜、果物を多く摂るようにという勧告でした。

そして、最も理想的な食事は、江戸時代の元禄年間以前の日本の食事であると明記されました。つまり、精白していない穀類を主食とし、季節の野菜や海草や小さな魚介類を副食に摂る、といった内容です。ここから世界的な和食ブームが広がっていったと言っても過言ではありません。

では、われわれ日本人が考える和食と言うと、これが実は甚《はなは》だ曖昧です。多くの人が、和食＝家庭食というイメージを持っているのではないでしょうか。

海外での和食ブームを受けて、２００６年11月に海外日本食レストラン認証有識者会議が農林水産大臣の主宰で開かれています。そこでは、和食のイメージとしては、古代、あるいは大和の時代から今日に至るまで民族の伝統と歴史・文化、風土の中で生まれ育ち、培われてきた生活食が日本食ではないかと述べられています。

さらに、次のような分類も提案されています。①丼物《どんぶりもの》、うどん・そばなどの麺類、②寿司、天ぷら、③すき焼き、鉄板焼き、しゃぶしゃぶ、焼き鳥、④会席料理、⑤創作料理、の5つですが、私はこれに「家庭食」を加えたものが和食と言えるのではないかと考えています。

というのは②～⑤は、日本人にとっては、ある意味で特別な時の食事で、通常はそば、うどん、家庭食を摂ることが一般的だからです。

ただし、毎日食べるという意味で一番重要とも言える家庭食は、時代によって大きく変化しています。明治時代の主食は大麦と米を中心とする挽き割り飯（米4～6に対して大麦6～4の割合）でしたが、現代人では、朝：パン、昼：麺類、夜：白米を中心とするごはんと副菜など、世界各国の食材、料理法が流入して、和食の影が薄くなっていると感じられます。

こうした状況で、和食が世界文化遺産になったことは、日本の食を見直す意味でも、とても意義があると思うのです。というのは、１９６０年代以前の日本では、和食（家庭食）が中心で、この頃は、大腸がんなどの大腸の病気、肥満や糖尿病などが少なかった時代だからです。

和食の欠点を補う地中海式和食

確かに、和食には、体によい要素がたくさんあります。しかし、完璧というわけではありません。医学的に見て、和食にも隠れた欠点があります。

まず、脂質や動物性タンパク質が不足しやすいことです。これらの摂り過ぎはもちろんよくありませんが、一定量の脂質や動物性タンパク質を摂らないと、血管がもろくなって、脳梗塞などを起こしやすくなるのです。

もうひとつが、和食では、いわゆる甘じょっぱい味付けが好まれる傾向にあり、基本的に醤油や味噌を使った料理や漬け物などが多いため、塩分摂取量が多くなりがちです。その結果、血圧が上がりやすくなります。かつての日本で脳梗塞などの発症率が高かったのは、塩分の摂り過ぎが原因とも言われているのです。

そこで私が提唱しているのが、伝統的な和食と地中海式食生活の双方のよいところを合体させ、欠点を補った「地中海式和食」なのです。

地中海式食生活は、スローエイジングの面でもおすすめなのはすでに述べたとおりです。カロリー・リストリクションに有効で、また抗酸化物質が多く、さらにはオリーブオイルなどの作用で便通をよくする（便秘を予防する）ことも老化を緩やかにする効果があることが指摘されているのです。

見た目のキープとスローエイジングには、さらに植物性乳酸菌や麴菌を積極的に摂取したいところですが、それには和食の発酵食を取り入れてほしいのです。

つまり、植物性乳酸菌や麴菌が多く含有されている、味噌、醬油、漬け物をもっと摂るべきなのです。和食に食材が非常に近い地中海式食生活（穀物、野菜、果実、魚、オリーブオイルを比較的多く摂り、肉類、乳製品は比較的少なく摂る食のスタイル）を積極的に摂り、そこに和食の特徴でもある、出汁のきいた食品、植物性乳酸菌を多く含む発酵食品をもっと積極的に取り入れる、いわゆる地中海式和食にすべきなのです。

そうすれば、カロリー・リストリクション、抗酸化物質摂取、植物性乳酸菌摂取による腸内環境改善などでスローエイジングが可能となり、結果的に見た目の若さを手に入れることができるのです。

付録

見た目アップに効くレシピ

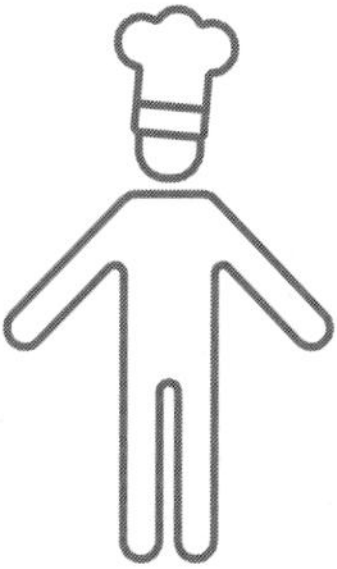

レシピ作成　川上ミホ（料理研究家）

キムチと大麦ごはんのチャーハン

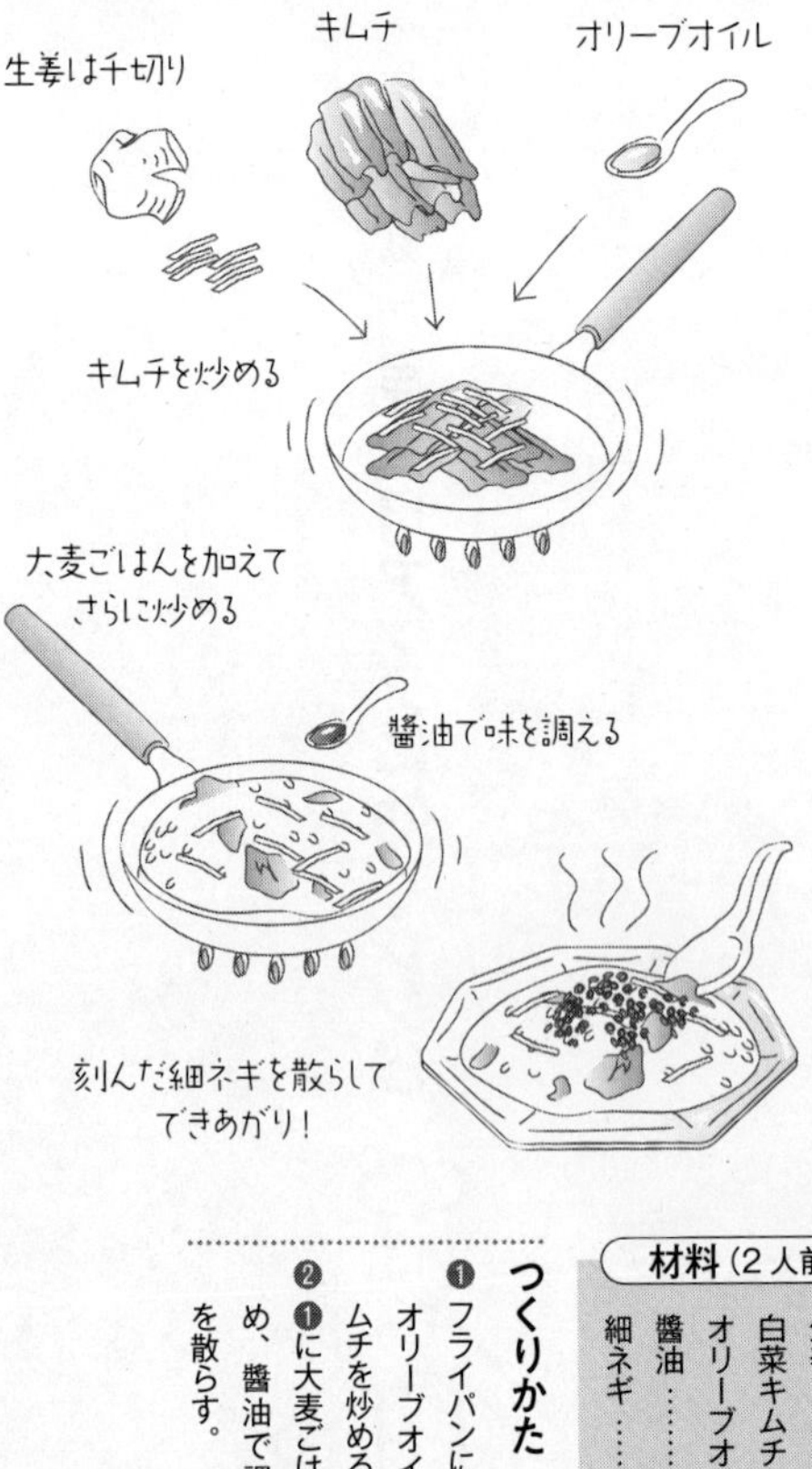
生姜は千切り
キムチ
オリーブオイル
キムチを炒める
大麦ごはんを加えて
さらに炒める
醤油で味を調える
刻んだ細ネギを散らして
できあがり！

材料（2人前）

大麦ごはん（3割）　320g
生姜……………親指大（5g）
白菜キムチ………60g
オリーブオイル…大さじ1
醤油………………小さじ1
細ネギ……………1/4束

つくりかた

❶ フライパンに千切りにした生姜とオリーブオイルを入れて熱し、キムチを炒める。
❷ ❶に大麦ごはんを加えてさらに炒め、醤油で調味。刻んだ細ネギを散らす。

野沢菜ささみそば

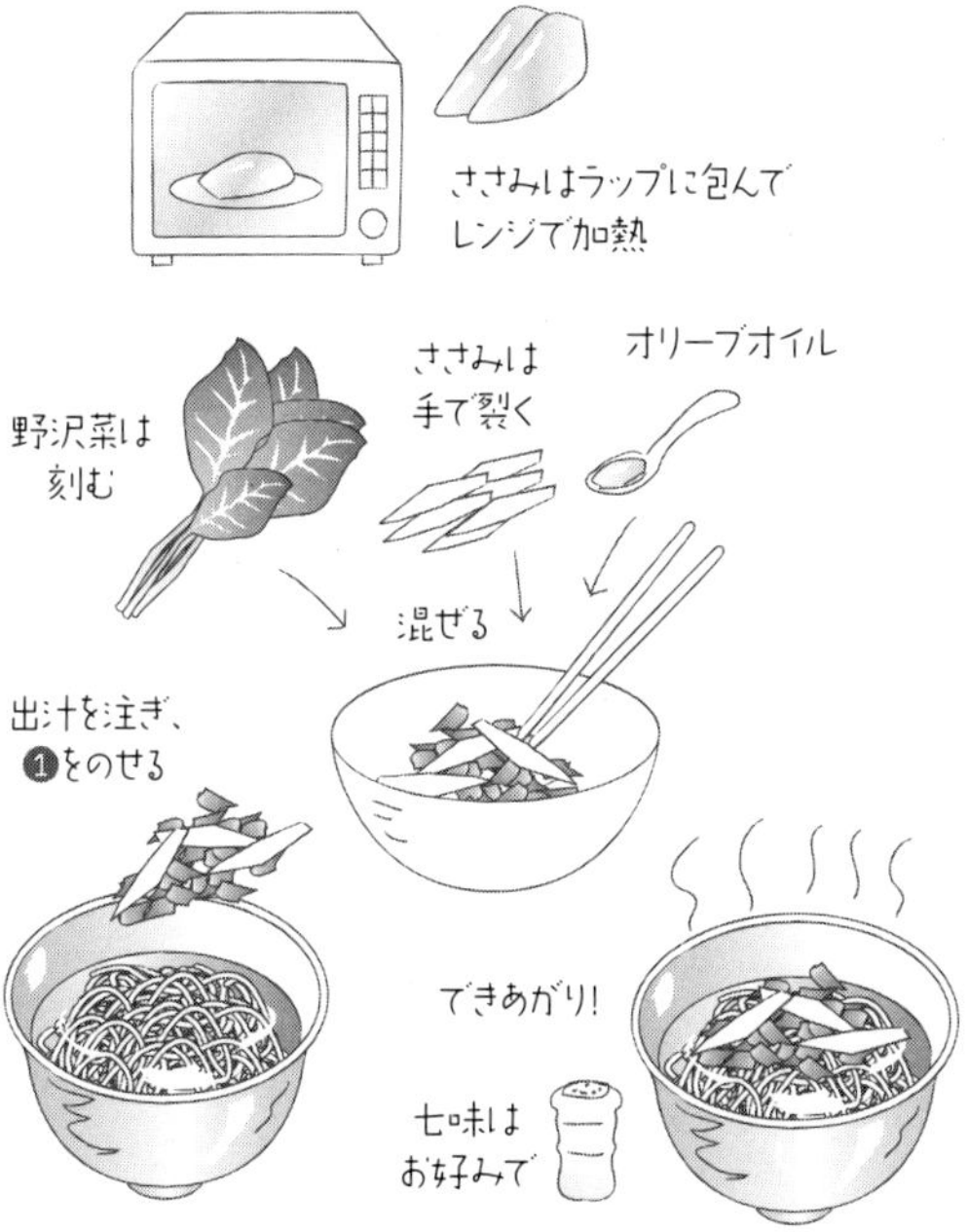

ささみはラップに包んで
レンジで加熱
ささみは
手で裂く
オリーブオイル
野沢菜は
刻む
混ぜる
出汁を注ぎ、
❶をのせる
できあがり!
七味は
お好みで

材料(2人前)

蕎麦……………2人分
野沢菜…………30g
鶏ささみ………2本
オリーブオイル…大さじ1
出汁……………300㎖
醤油……………小さじ1
七味唐辛子(好みで)…適宜

つくりかた

❶ささみはラップに包んで500wのレンジで3分加熱。粗熱をとって手で裂く。野沢菜は刻み、ささみ、オリーブオイルと合わせて混ぜる。
❷蕎麦は表示通りにゆで、器に盛る。
❸出汁を温めて醤油で調味して注ぎ、❶をのせ、好みで七味唐辛子をふる。

ザワークラウトとトマトのスープ

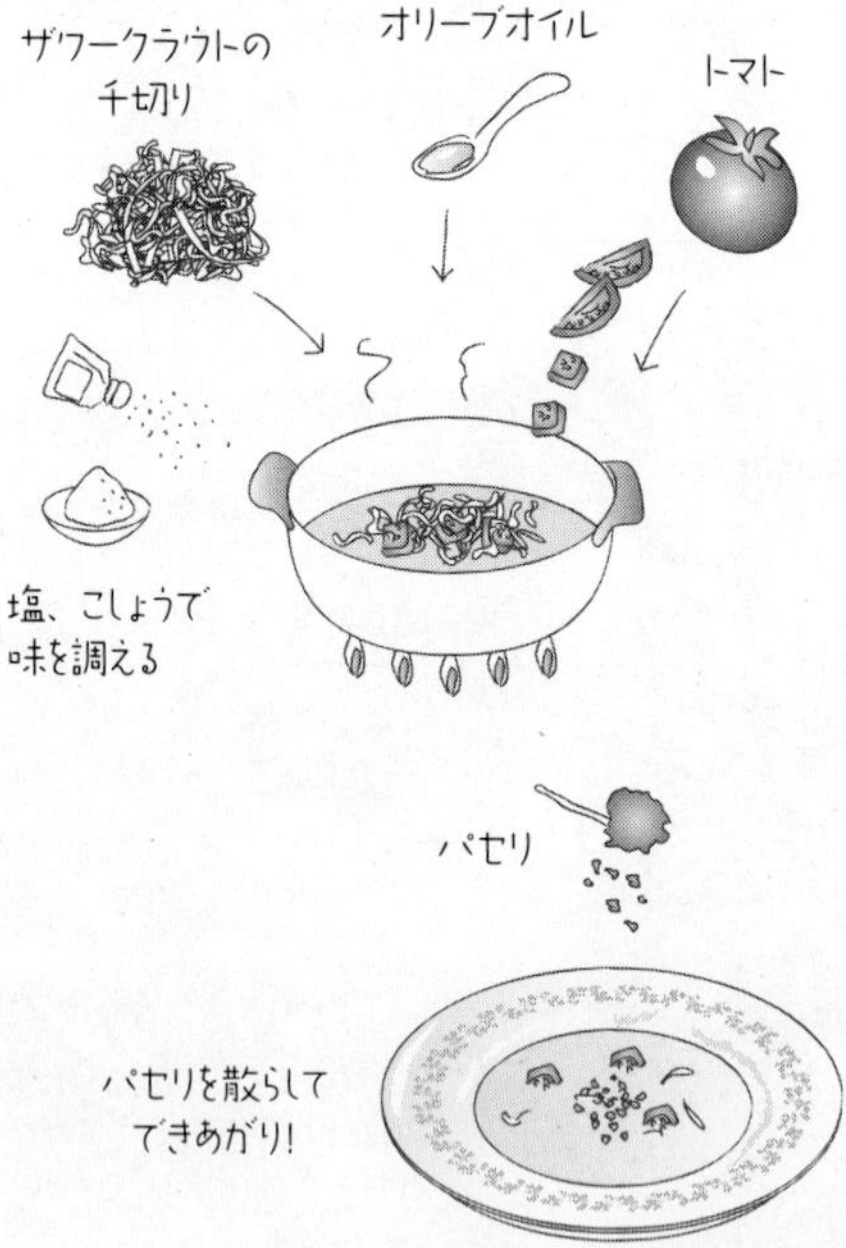
ザワークラウトの
千切り
オリーブオイル
トマト
塩、こしょうで
味を調える
パセリ
パセリを散らして
できあがり!

材料（2人前）

ザワークラウト…80g
トマト…………2個
チキンスープ……320㎖
パセリ…………1枝
オリーブオイル…小さじ2
塩、こしょう……各少々

つくりかた

❶ザワークラウトは千切りに、トマトは一口大に切る。

❷鍋にチキンスープを温め、❶のザワークラウトとトマト、オリーブオイルを加えて軽く煮る。

❸塩、こしょうで調味し、器に盛って刻んだパセリを散らす。

大麦入りミネストローネ

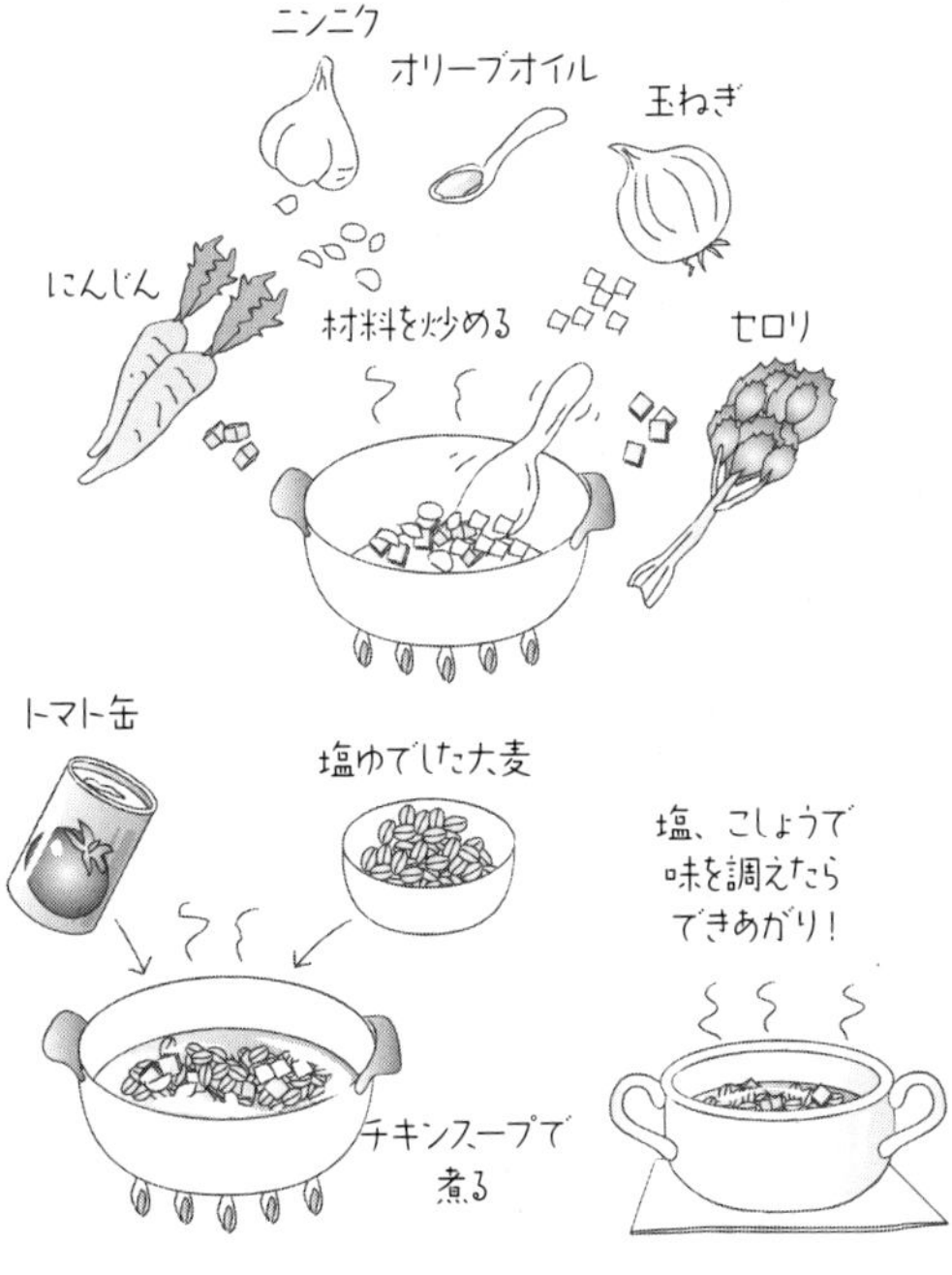
ニンニク
オリーブオイル
玉ねぎ
にんじん
材料を炒める
セロリ
トマト缶
塩ゆでした大麦
塩、こしょうで
味を調えたら
できあがり！
チキンスープで
煮る

材料（2人前）

大麦……………60g
玉ねぎ…………1/4個
ニンニク………1片
セロリ…………20g
にんじん………20g
オリーブオイル…大さじ1
トマト缶………1/2個
チキンスープ……360㎖
塩、こしょう……少々

つくりかた

❶大麦は別に塩ゆでし、洗ってぬめりをとる。

❷鍋につぶしたニンニクとオリーブオイルを入れて弱火にかけ、ニンニクがきつね色になったら、1㎝角に切った玉ねぎ、セロリ、にんじんを加えて中火で炒める。

❸❷にトマト缶とチキンスープ、❶の大麦を入れて弱火で軽く煮て、塩、こしょうで調味する。

さつまいもとれんこんの味噌汁

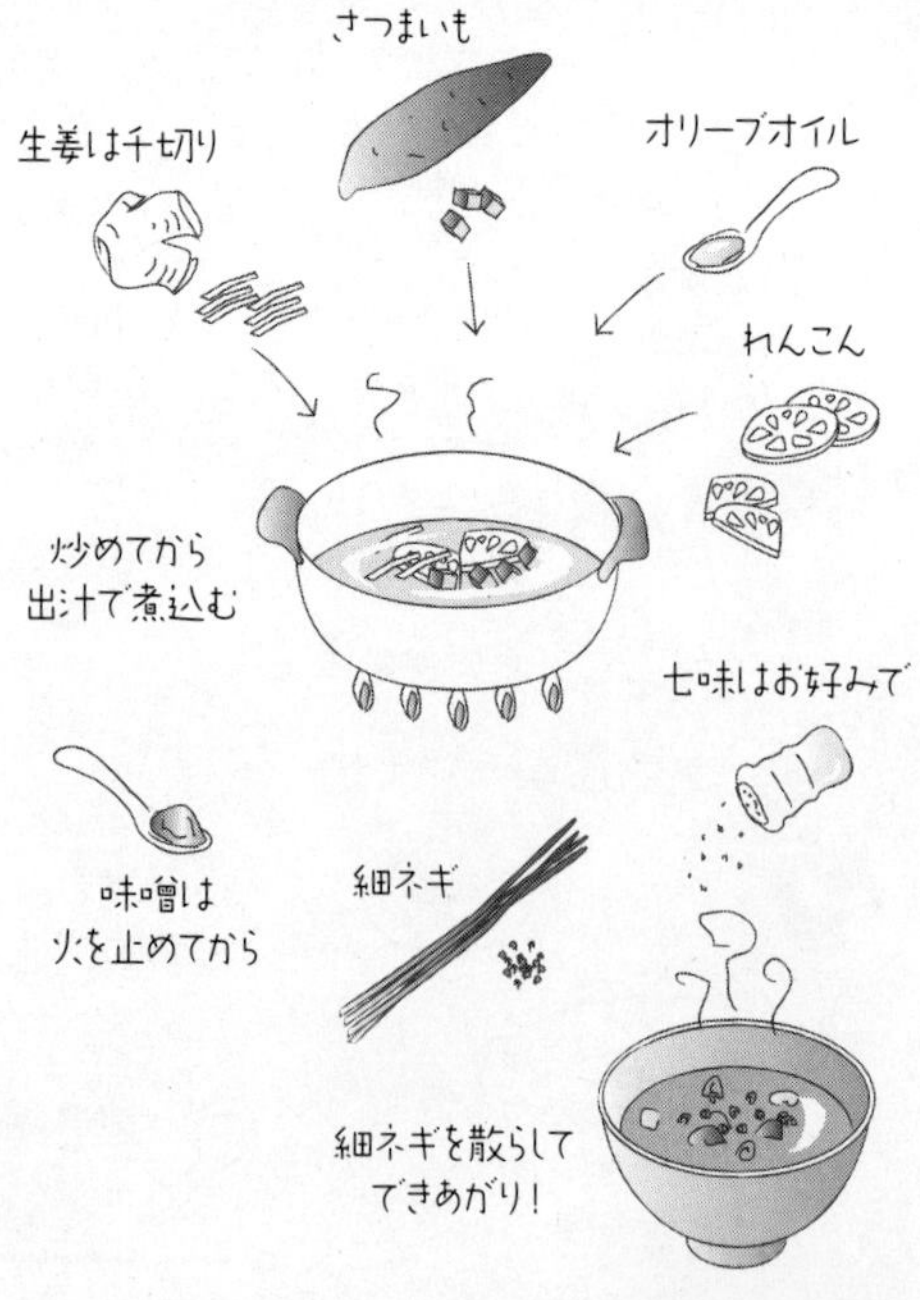

さつまいも
生姜は千切り
オリーブオイル
れんこん
炒めてから
出汁で煮込む
七味はお好みで
味噌は
火を止めてから
細ネギ
細ネギを散らして
できあがり！

材料（2人前）

- さつまいも……40g
- れんこん……20g
- 生姜……親指大
- オリーブオイル…小さじ1
- 出汁……300ml
- 味噌……小さじ2
- 細ネギ……4本
- 七味唐辛子（好みで）…適宜

つくりかた

❶さつまいもは皮付きのまま1㎝の角切りに、れんこんは7㎜厚さのいちょう切りにする。

❷鍋に千切りにした生姜とオリーブオイルを入れて弱火で熱し、❶のさつまいもとれんこんを加えてサッと炒める。

❸❷に出汁を加えてさつまいもが煮えるまで加熱し、火を止めて味噌を溶く。器に盛って、刻んだ細ネギと好みで七味唐辛子を散らす。

もずくとネギのスープ

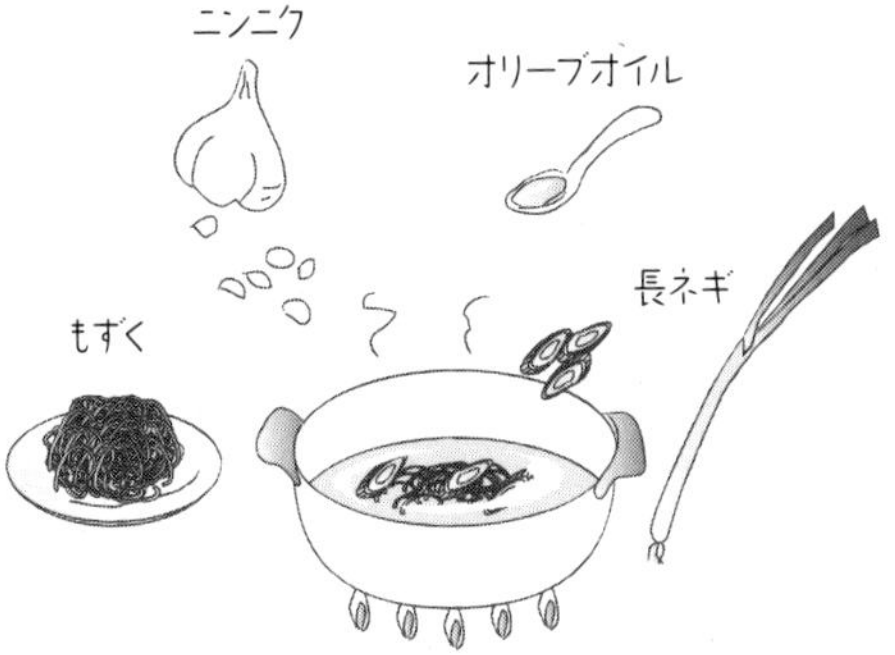
ニンニク
オリーブオイル
長ネギ
もずく

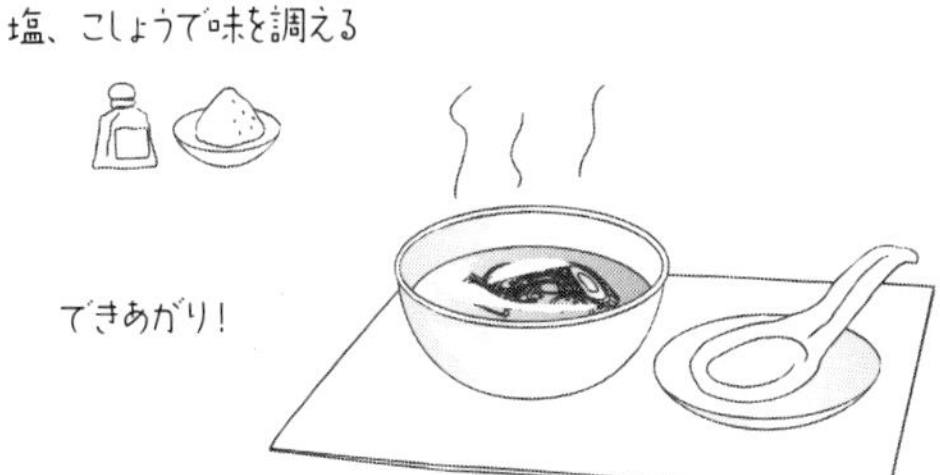
塩、こしょうで味を調える
できあがり！

材料（2人前）

もずく（生、味付けなし）……小2パック
長ネギ……1本
ニンニク……1片
オリーブオイル…小さじ1
チキンスープ……300㎖
塩、こしょう……各少々

つくりかた

❶ つぶしたニンニクとオリーブオイルを鍋に入れて弱火にかけ、チキンスープを入れて沸騰させる。

❷ 水洗いして適当な長さに切ったもずくと斜め薄切りにした長ネギを加え、塩、こしょうで調味。

きのこのアヒージョ

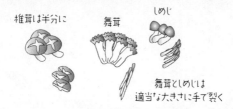

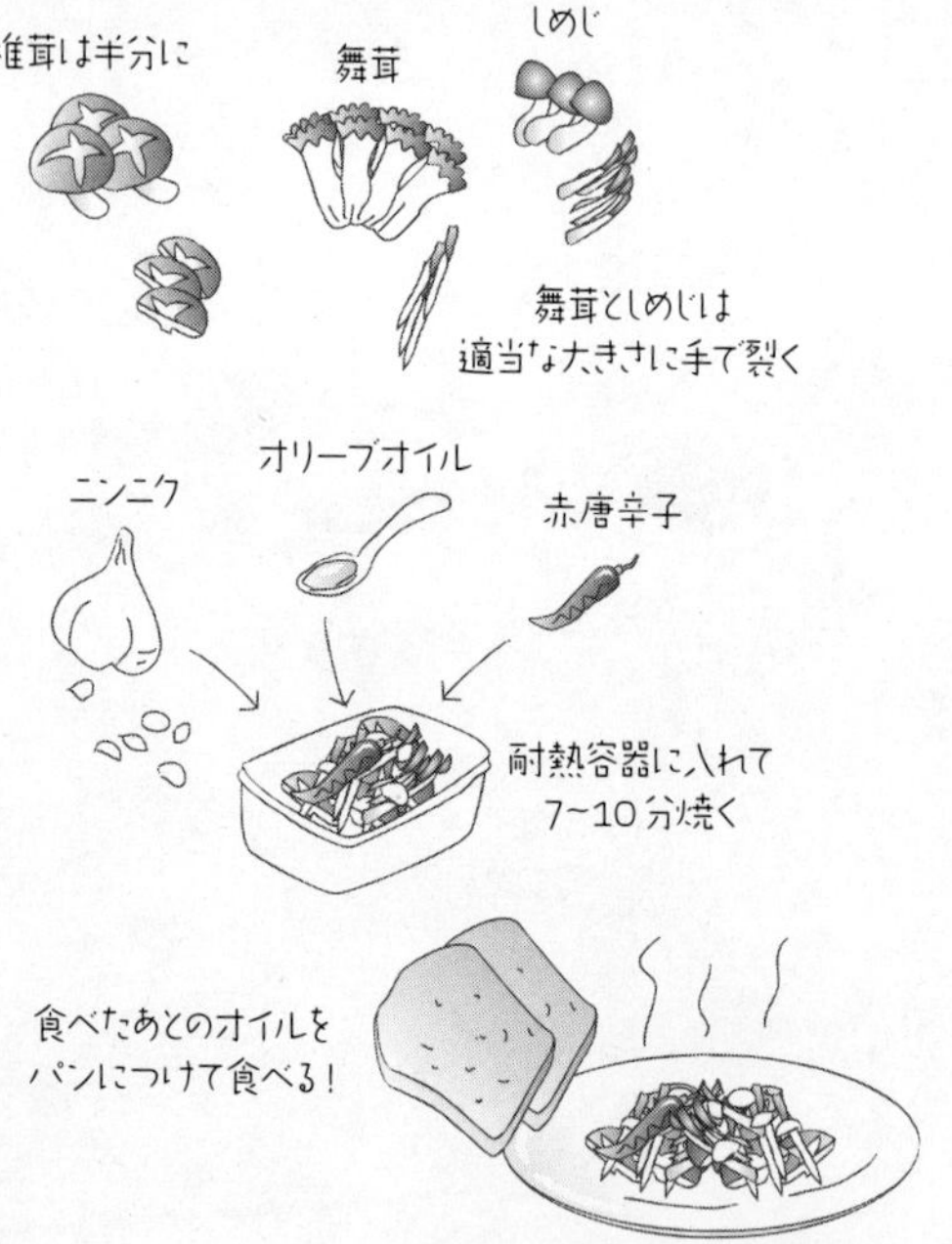

材料（2人前）

舞茸……1/2株
しめじ……1/2株
椎茸……4枚
赤唐辛子……1本
ニンニク……1片
オリーブオイル…大さじ6
塩、こしょう……各少々
全粒粉パン……適宜

つくりかた

❶舞茸としめじは石づきを切り落として適当な大きさに手で裂き、椎茸は軸を落として半分に切る。

❷耐熱容器に❶のきのことつぶしたニンニク、赤唐辛子を入れてオリーブオイルをまわしかけ、魚焼きグリルかオーブントースターで7～10分焼く。塩、こしょうで調味。

❸きのこを食べたあとのオイルをトーストしたパンにつけて食べる。

きゅうりの糠漬けと大根のサラダ

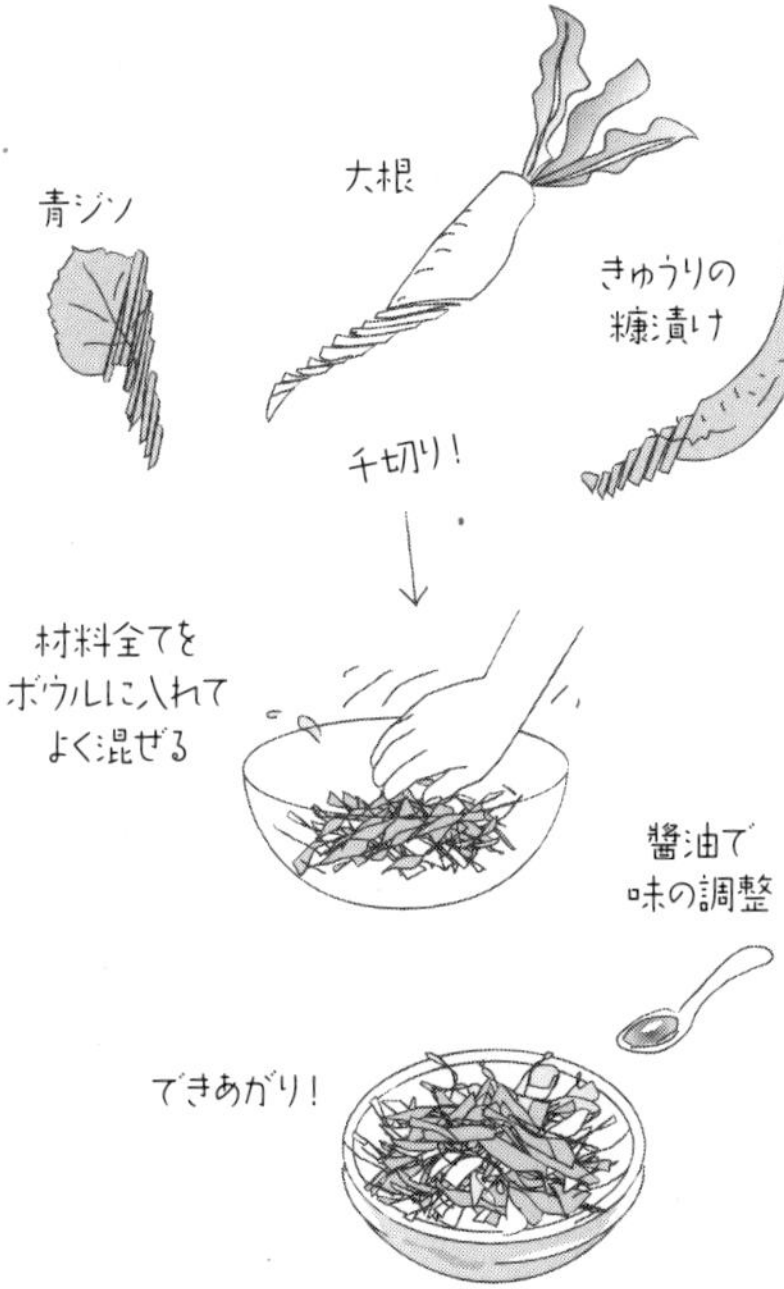
青ジソ
大根
きゅうりの
糠漬け
千切り！
材料全てを
ボウルに入れて
よく混ぜる
醤油で
味の調整
できあがり！

材料（2人前）

キュウリの糠漬け……1本
大根……7㎝
青ジソ……4枚
白いりごま……大さじ1
醤油……小さじ1
米酢……大さじ1
オリーブオイル……大さじ2

つくりかた

❶ きゅうりの糠漬けと大根、青ジソはそれぞれ千切りにする。

❷ 全ての材料をボウルに入れてよく混ぜる。きゅうりの糠漬けの塩辛さによって醤油の量を調整すること。

豆腐の味噌漬け

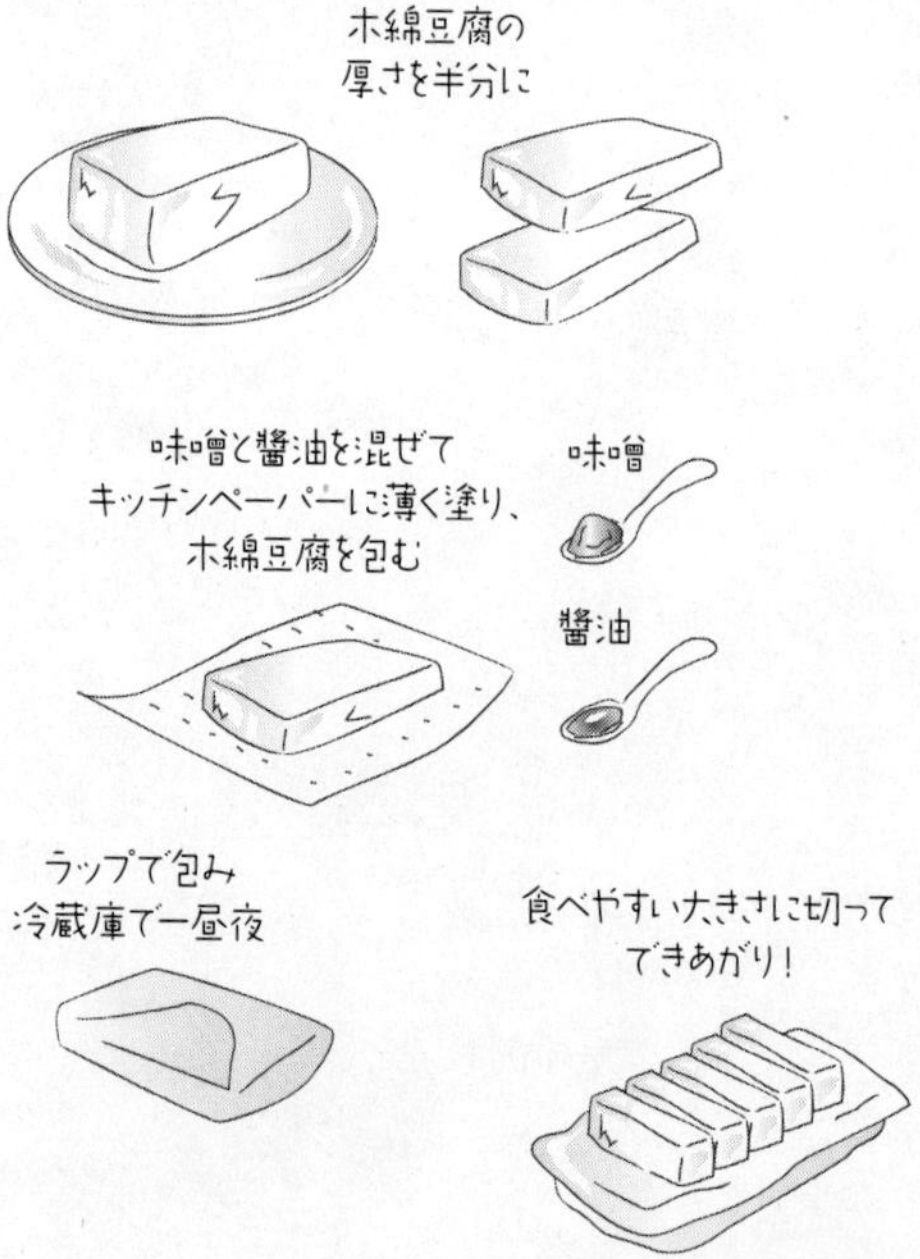
木綿豆腐の
厚さを半分に
味噌と醤油を混ぜて
キッチンペーパーに薄く塗り、
木綿豆腐を包む
味噌
醤油
ラップで包み
冷蔵庫で一昼夜
食べやすい大きさに切って
できあがり！

材料（2人前）

木綿豆腐……………1／2丁
味噌……………大さじ6
醤油……………大さじ2

つくりかた

❶ 木綿豆腐は厚さを半分に切り、軽く水切りする。

❷ 味噌と醤油を混ぜてキッチンペーパーに薄く塗り、❶の木綿豆腐を包む。

❸ ❷をキッチンペーパーごとラップで包み、冷蔵庫で一昼夜。キッチンペーパーをはがして食べやすい大きさに切る。

糠漬けとマグロのタルタル風

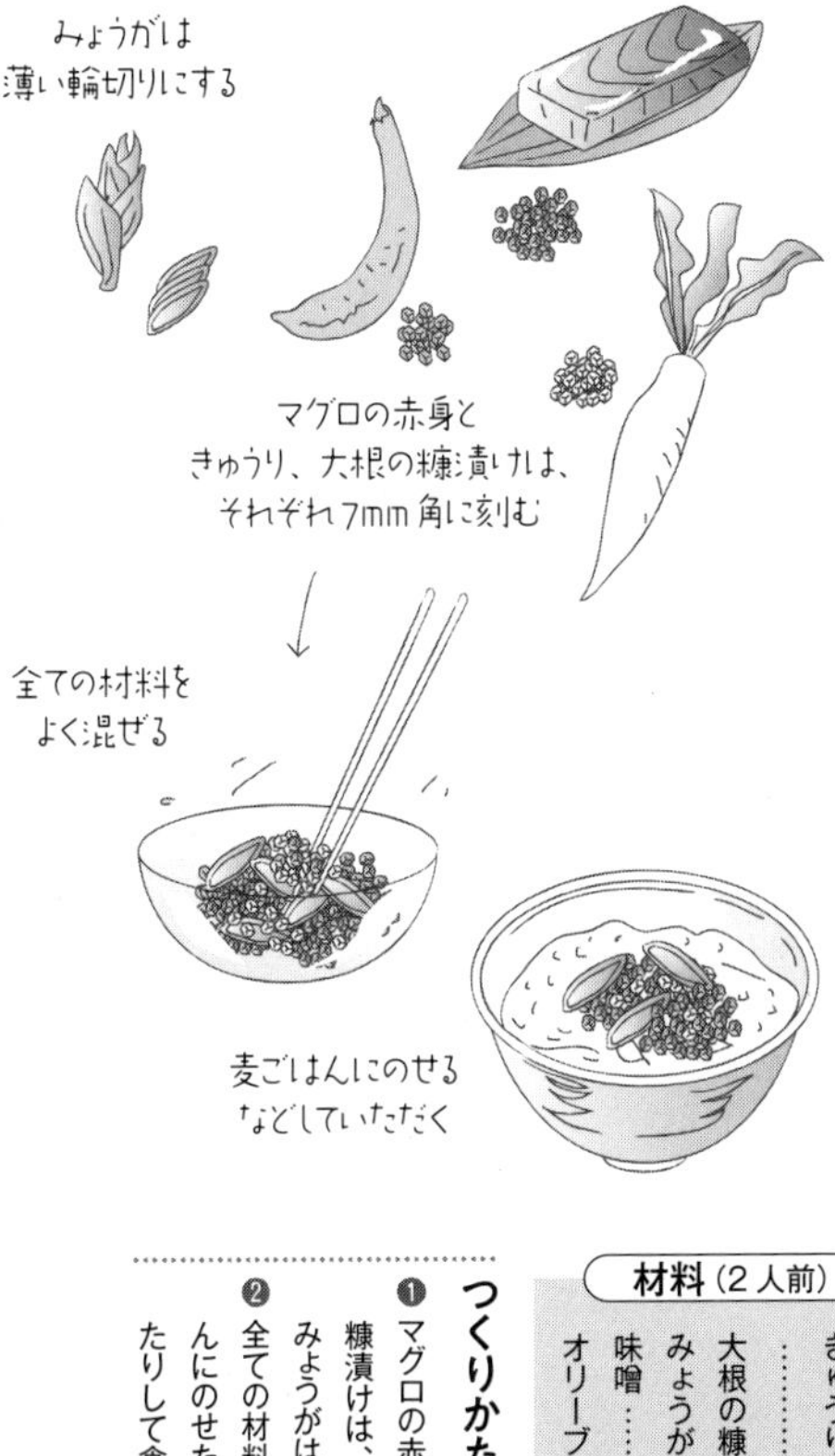

みょうがは
薄い輪切りにする
マグロの赤身と
きゅうり、大根の糠漬けは、
それぞれ7mm角に刻む
全ての材料を
よく混ぜる
麦ごはんにのせる
などしていただく

材料（2人前）

マグロ赤身……1サク
きゅうりの糠漬け……1／2本
大根の糠漬け……20g
みょうが……1個
味噌……少々
オリーブオイル…小さじ2

つくりかた

❶マグロの赤身、きゅうりと大根の糠漬けは、それぞれ7㎜角に刻む。みょうがは薄い輪切りにする。

❷全ての材料をよく混ぜる。麦ごはんにのせたり、海苔やシソで巻いたりして食べる。

納豆巾着

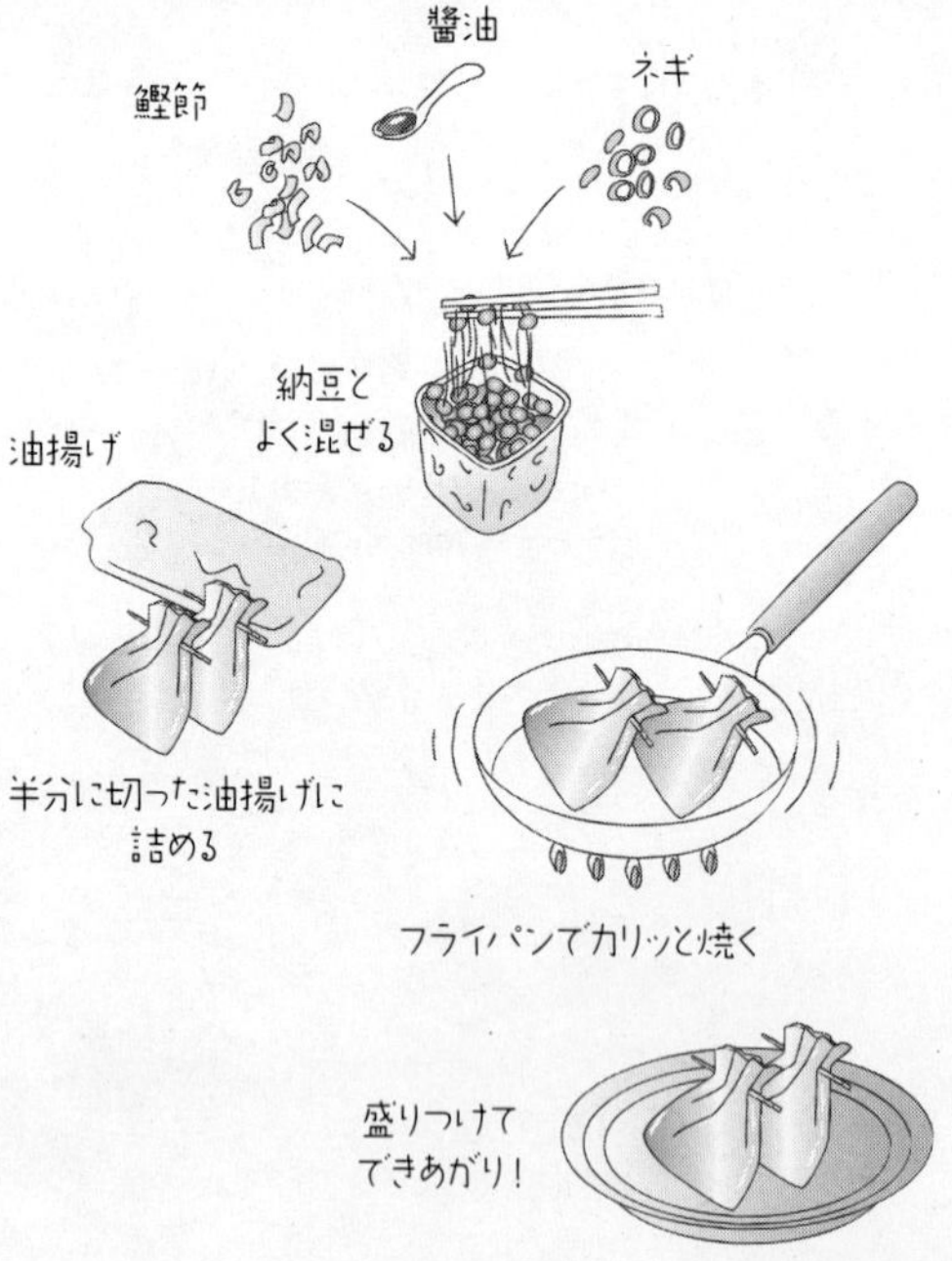
醤油
鰹節
ネギ
納豆と
よく混ぜる
油揚げ
半分に切った油揚げに
詰める
フライパンでカリッと焼く
盛りつけて
できあがり！

材料（2人前）

油揚げ……………2枚
納豆………………1パック
細ネギ……………4本
鰹節………………3〜5g
醤油………………小さじ1

つくりかた

❶ 納豆と刻んだネギ、鰹節、醤油を混ぜる。
❷ ❶を半分に切った油揚げに詰めて楊枝で口をとめる。フライパンで両面をカリッと焼く。

簡単焼きバナナ

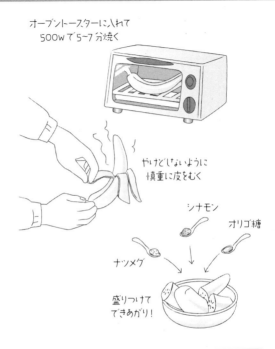

盛りつけて

材料(2人前)

バナナ……………1本
オリゴ糖…………小さじ1
シナモン…………小さじ1/2
ナツメグ…………少々

つくりかた

❶バナナは皮ごとオーブントースターに入れて500wで5~7分焼く。

やけどしないように
慎重に皮をむく

❷やけどに注意して皮をむき、オリゴ糖とシナモン、ナツメグをかけて食べる。

おから餅

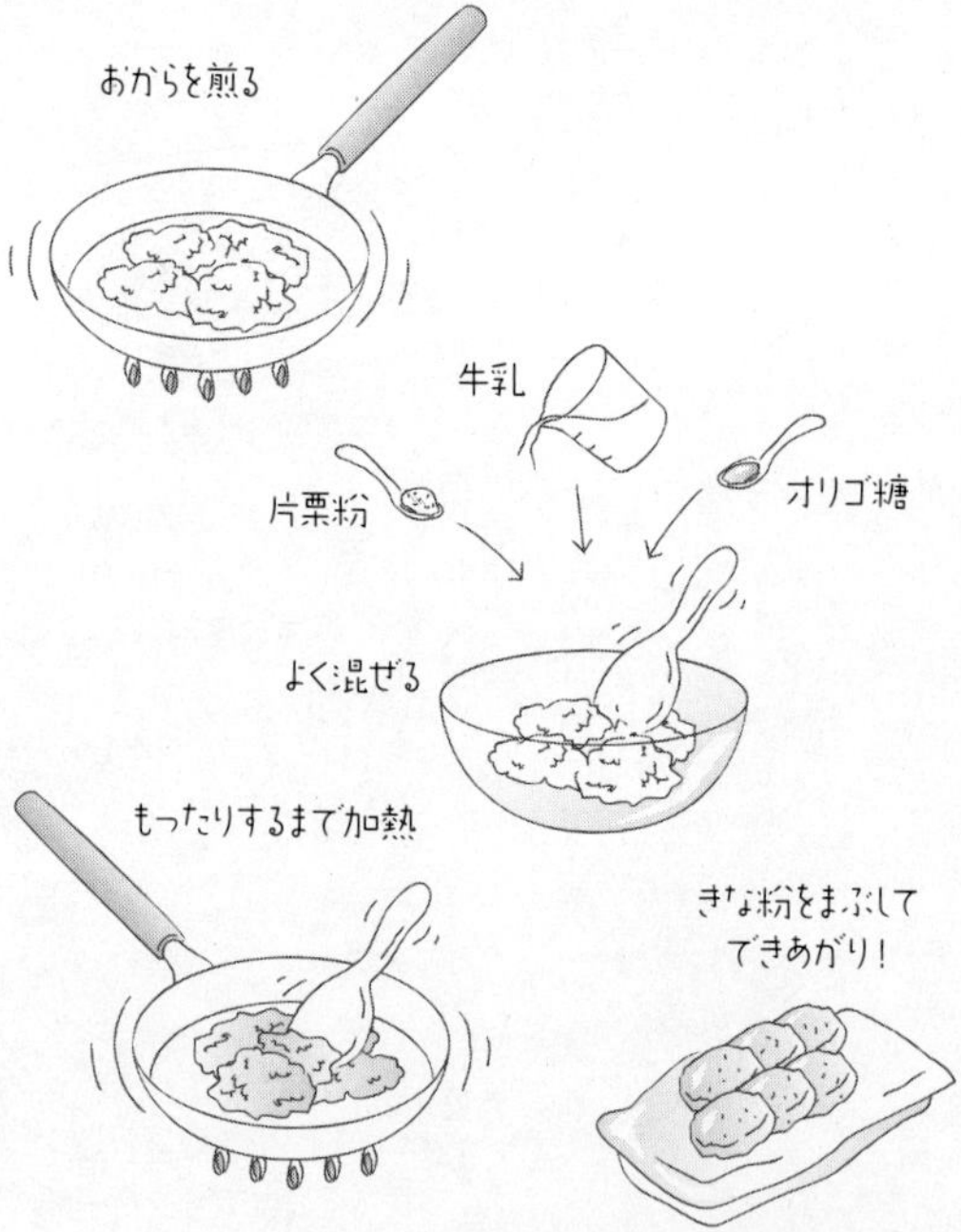
おからを煎る
牛乳
片栗粉
オリゴ糖
よく混ぜる
もったりするまで加熱
きな粉をまぶして
できあがり！

材料（2人前）

おから	70g
片栗粉	40g
牛乳	140㎖
オリゴ糖	小さじ2～3
きな粉	適量

つくりかた

❶ フライパンにおからを入れてから煎りし、ボウルに片栗粉と牛乳、オリゴ糖を混ぜたものに加える。

❷ 再びフライパンに戻して木べらで混ぜながら加熱し、もったりと固まったら火を止める。

❸ きな粉を広げたバットにスプーンで一口大にして落とし、きな粉をまぶす。

さつまいもオレ

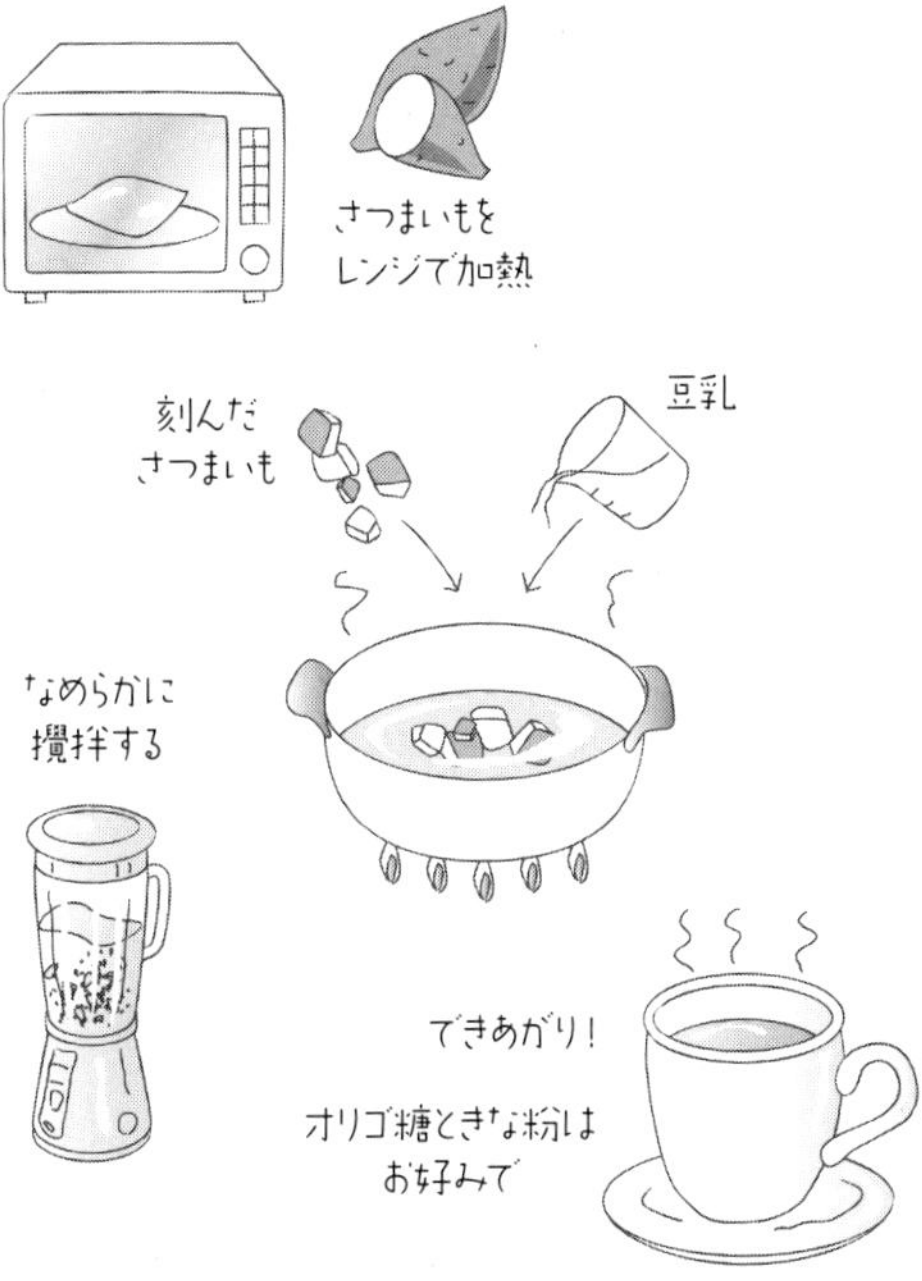
さつまいもを
レンジで加熱
刻んだ
さつまいも
豆乳
なめらかに
攪拌する
できあがり!
オリゴ糖ときな粉は
お好みで

材料（2人前）

さつまいも……80g
豆乳……250㎖
オリゴ糖（好みで）…適宜
きな粉（好みで）…適宜

つくりかた

❶さつまいもは水でぬらしたキッチンペーパーで包み、さらにラップで包んで500wのレンジで3分加熱。適当な大きさに刻む。

❷鍋に❶のさつまいもと豆乳を入れて弱火で熱し、ミキサーかブレンダーでなめらかに攪拌する。好みでオリゴ糖ときな粉を混ぜる。

アボカドバナナシェイク

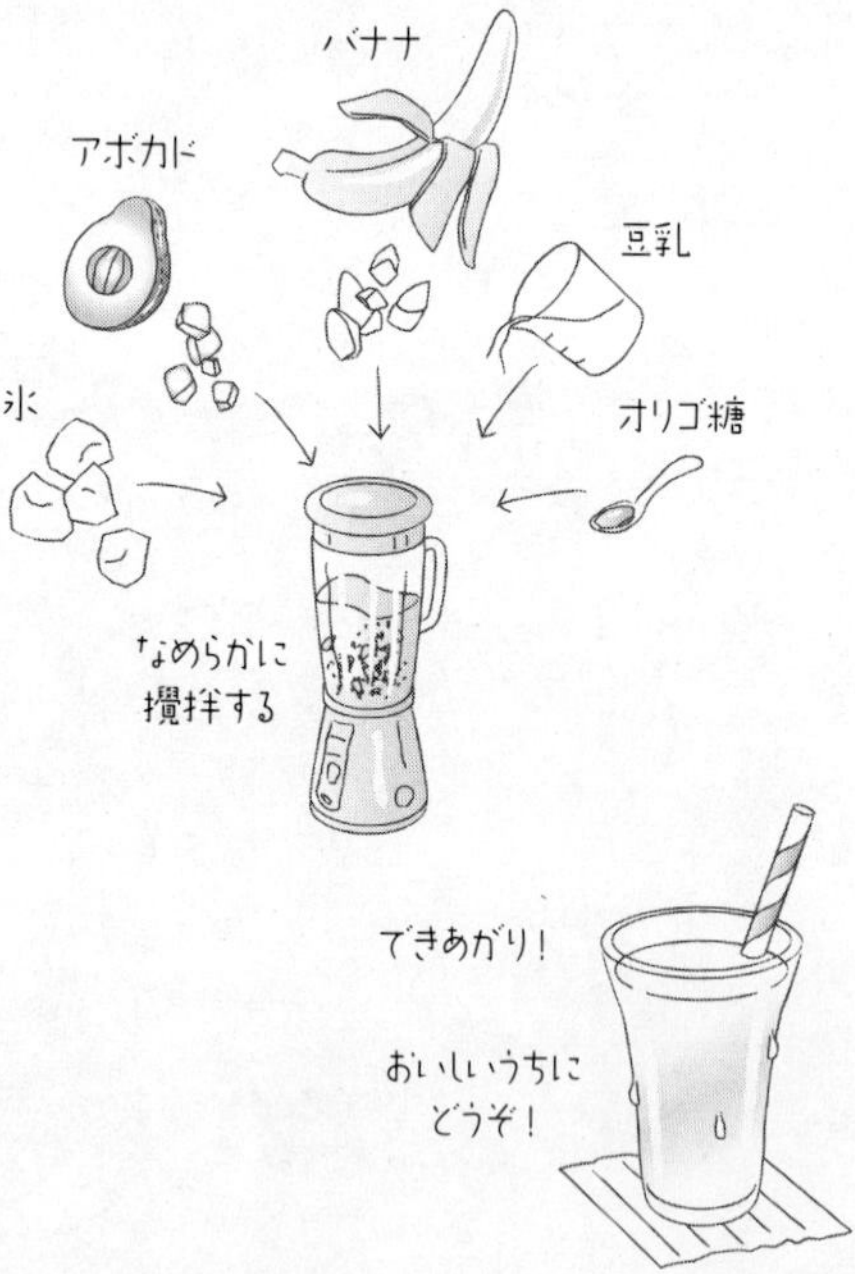

バナナ
アボカド
豆乳
オリゴ糖
氷
なめらかに
攪拌する
できあがり!
おいしいうちに
どうぞ!

材料（2人前）

アボカド……………1/2個
バナナ………………1本
豆乳………………200㎖
氷……………………4個
オリゴ糖……………適宜

つくりかた

アボカドは種と皮を取り除き、バナナは皮をむく。それぞれ適当な大きさに刻み、ミキサーかブレンダーで全ての材料をなめらかに攪拌する。長時間置くと変色するので、つくったらすぐに飲むこと。

あとがき

私は健康面に関してサプリメントなどはいっさい使用していませんが、ただ、20年以上毎日摂り続けているのが、エキストラバージン・オリーブオイル大さじ1～2杯、納豆1パック、それにりんご1個です。

そしてクルマを持たない主義なので、自宅から毎日歩いて通勤し、近所への移動もたいてい徒歩です。

ありがたいことに、お腹の不調はまったくなく、顔にはほとんどシワがありません。よくテレビの撮影の時にメイクさんなどから、肌が若いですね、と言われますが、たぶんプロの目から見ても私の皮膚が老化していないのでしょう。これはおそらく、エキストラバージン・オリーブオイルの抗酸化物質、納豆の納豆菌や食物繊維、りんごの食物繊維、そして毎日歩いている運動のおかげなのだと思っています。

さて、本書で、見た目と腸に深い関係があることを述べてきましたが、ポイントは、食物繊維、オレイン酸、植物性乳酸菌、納豆菌などの腸にとってよい食材を毎日摂り、さらには野菜、果実、エキストラバージン・オリーブオイルなどの抗酸化物質が豊富な食材を摂り続けること、そしてカロリー・リストリクションを心がけて、毎日運動（ウォーキングなど）を続けることです。こうして腸の働きをよくし、最終的に見た目をよくするのが最善の方法と考えられます。

あとは実践あるのみ。とにかくいいと思ったら、毎日続けること。見た目は、毎日の積み重ねからです。

まずは、おいしく食べて、楽しみながら続けてください。きっと会う人ごとに、以前より若くなったと言われるようになりますよ。

2022年5月

松生《まついけ》　恒夫《つねお》

知恵の森
KOBUNSHA

見《み》た目《め》は腸《ちょう》が決《き》める

著　者――松生恒夫（まついけ つねお）

2022年　6月20日　初版1刷発行

発行者――鈴木広和
組　版――萩原印刷
印刷所――萩原印刷
製本所――ナショナル製本
発行所――株式会社 光文社
東京都文京区音羽1-16-6 〒112-8011
電　話――編集部(03)5395-8282
書籍販売部(03)5395-8116
業務部(03)5395-8125
メール――chie@kobunsha.com

ISBN978-4-334-78805-6　Printed in Japan

78718-9
tふ5-1

布施《ふせ》　英利《ひでと》
TYM344　画

わかりたい！　現代アート

キーワードは「モダン」と「ポップ」のたった二つ。わからないから面白い、現代アートについて、アーティストの生年順に作品を紹介しながら、その魅力や背景を概観する。

770円

78767-7
tふ6-1

古川《ふるかわ》　浩司《こうじ》　監修
造事務所　編

「国境」で読み解く日本史

文庫書下ろし

明治維新前後でどう国の形が決まったのか。尖閣諸島・北方領土・竹島の問題はなぜこんなに複雑なのか。戦争や外交を通じて日本の領土はどう変わったのか。歴史を遡ればよくわかる！

814円

78594-9
tふ4-1

古川《ふるかわ》　修《よしみ》

蕎麦屋酒

ああ、「江戸前」の幸せ

蕎麦屋の醍醐味は蕎麦と酒と酒肴のハーモニーにあり―蕎麦と酒に関する豊富な知識と愛を基に究極の大人の愉しみを紹介。老舗から新店まで五感で選んだ蕎麦屋ガイド付き。

748円

78664-9
tふ4-2

古川　修

世界一旨い日本酒

熟成と燗《や》で飲る本物の酒

「純米無濾過生原酒」を常温熟成させて燗で飲む。今や多くの日本酒好きが実践する味わい方を、いち早く提唱した画期的な書。お勧めの銘柄40酒、居酒屋&蕎麦屋１４０軒も掲載。

726円

78485-0
tほ2-1

宝彩《ほうさい》　有菜《ありな》

始めよう。瞑想

15分でできるココロとアタマのストレッチ

文庫書下ろし

瞑想は宗教ではなく心の科学である。上達のコツは黙考するのではなく、無心になること。心のメンテナンスから、脳力アップまで驚くべき効果を発揮できる。

649円

78590-1
tほ2-2

宝彩　有菜

楽しもう。瞑想

心に青空が広がる

文庫書下ろし

瞑想の修養が進むと、愛と喜びに溢れた自分を取り戻すことができる…。「無心」になる具体的なコツや、怒りや欲に振り回されない心得も解説。大好評『始めよう。瞑想』姉妹編。

638円

78589-5
tほ3-1

保坂《ほさか》 俊司《しゅんじ》 監修

図解とあらすじでよくわかる「聖書」入門

文庫書下ろし

そもそも「新約」「旧約」は何が違うのか。「バベルの塔」や「ノアの箱舟」はどんな物語だったのか。常識として知っておきたい聖書のキーワードを、わかりやすく解説する。

814円

78329-7
bま4-1

益田《ますだ》 ミリ

お母さんという女

文庫書下ろし

◎写真を撮れば必ず斜めに構える◎小さい鞄の中には予備のビニールの手提げが入っている。身近にいるのに、よく分からない母親の、微妙にずれている言動を愛情深く分析。

586円

78409-6
bま4-2

益田 ミリ

女湯のできごと

文庫書下ろし

「家にお風呂があったらいいのになぁ。いつもそう思っていたけれど、お風呂がなかったからこそ見えた世界もあった」(「あとがき」より)。しみじみイラスト・エッセイ集。

586円

78482-9
bま4-3

益田 ミリ

大阪人の胸のうち

文庫書下ろし

「誰かアホな奴が飛び込まへんかな～」の期待に応えて道頓堀川に飛び込んでしまう大阪人。上京して十数年、大阪出身の著者だからこそわかる大阪人の胸のうちとは？

586円

78346-4
bま6-1

町田《まちだ》 貞子《ていこ》

娘に伝えたいこと

本当の幸せを知ってもらうために

どうして家事を面倒だと考えてしまうのですか？　家族が一緒に食卓を囲まなくてよいのでしょうか？　温かいおばあちゃんのまなざしで語りかける。幸せとは何かがわかる本。

607円

78701-1
tま3-2

松生《まついけ》 恒夫《つねお》

「排便力」をつけて便秘を治す本

専門医のアドバイスで「健康な腸」を取り戻そう

便秘薬に頼りすぎるのは危険!?　消化器系の専門医で「便秘外来」のさきがけでもある著者が、腸の健康を取り戻すための食事法や、正しい薬との付き合い方を丁寧に解説する。

704円